AF464814

TRAITÉ ÉLÉMENTAIRE

# DE PATHOLOGIE

ET DE

# THÉRAPEUTIQUE GÉNÉRALES,

D'APRÈS LES LEÇONS FAITES A LA FACULTÉ DE MÉDECINE DE PARIS,

**PAR M. ANDRAL,**

PROFESSEUR A LA DITE FACULTÉ, MEMBRE DE L'ACADÉMIE ROYALE DE MÉDECINE ; MÉDECIN DE L'HOPITAL DE LA CHARITÉ, MÉDECIN CONSULTANT DU ROI, OFFICIER DE LA LÉGION D'HONNEUR, ETC.

OUVRAGE RÉDIGÉ ET PUBLIÉ

**Par AMÉDÉE LATOUR,**

Docteur en Médecine de la Faculté de Paris, Rédacteur de l'*Esculape*, *Gazette des Médecins-Praticiens*, etc.

---

## Conditions et Mode de Publication.

Cet ouvrage dont le plan est développé dans la première livraison qui vient de paraître, se composera de trois à quatre volumes in-8° de 600 à 700 pages chacun.

Prix du volume : 7 fr. ; franco, par la poste, 9 fr.

La publication aura lieu hebdomadairement par livraison de 5 à 6 feuilles (80 à 96 pages). En souscrivant, on paie un volume à la fois.

---

1re Livraison et Unique

---

ON SOUSCRIT A PARIS CHEZ

JUST ROUVIER, LIBRAIRE, 8, RUE DE L'ÉCOLE-DE-MÉDECINE.

A. GARDEMBAS, LIBRAIRE, 10, RUE DE L'ÉCOLE-DE-MÉDECINE.

1841.

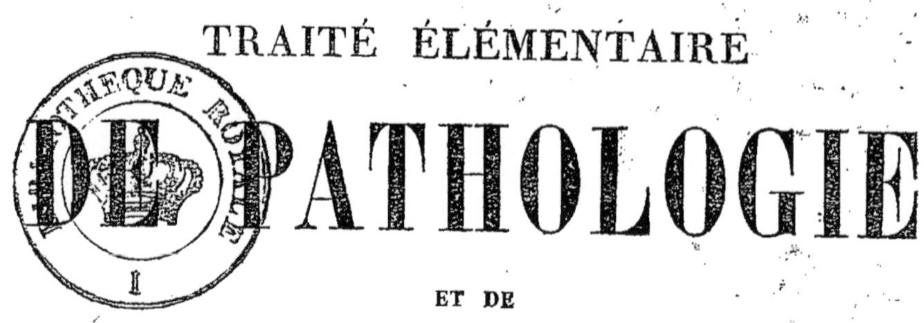

# TRAITÉ ÉLÉMENTAIRE DE PATHOLOGIE

ET DE

# THÉRAPEUTIQUE GÉNÉRALES,

D'APRÈS LES LEÇONS FAITES A LA FACULTÉ DE MÉDECINE DE PARIS,

**PAR M. ANDRAL,**

PROFESSEUR A LA DITE FACULTÉ, MEMBRE DE L'ACADÉMIE ROYALE DE MÉDECINE,
MÉDECIN DE L'HOPITAL DE LA CHARITÉ,
MÉDECIN CONSULTANT DU ROI, OFFICIER DE LA LÉGION D'HONNEUR, ETC.

OUVRAGE RÉDIGÉ ET PUBLIÉ

**Par AMÉDÉE LATOUR,**

Docteur en Médecine de la Faculté de Paris, Rédacteur de l'*Esculape*, *Gazette des Médecins-Praticiens*, etc.

---

## Prospectus.

---

L'enseignement de la *pathologie* et de la *thérapeutique générales* à la Faculté de médecine de Paris date d'une année à peine. Malgré la création d'une chaire destinée à cette branche importante de la science, on peut dire que les premières années de cet enseignement ont été à peu près stériles pour l'école, car Broussais s'occupa bien plus d'y faire entendre les derniers retentissemens de sa doctrine que d'exposer l'ensemble des connaissances généralement comprises sous le nom de pathologie générale. Aussi ces quelques années de professorat dans la plus célèbre Faculté de Médecine du monde n'ont rien ajouté à la gloire de Broussais; et malgré sa dignité nouvelle, pour ses contemporains et pour la postérité, il a vécu, il est mort professeur du Val-de-Grâce.

C'est cet enseignement, vierge encore, pour ainsi dire, que M. Andral s'est imposé la mission de réaliser dans la Faculté de Paris. Mission immense, difficile, ardue, pour laquelle il faut tout le dévouement, la patience, l'instruction aussi profonde que variée et les brillantes qualités professorales qui distinguent M. Andral. Pendant le semestre d'hiver de la dernière année scolaire, ses auditeurs ont pu juger si le professeur faillirait à sa tâche et s'il avait conscience des nécessités et des exigeances de cet enseignement.

Nous croyons, nous, que cet enseignement aura de hautes destinées. La Faculté de Paris qui, depuis un demi siècle, avait restreint son enseignement dans le cercle rétréci de quelques points de vue de la science méritait le reproche qui lui fut souvent infligé de manquer de philosophie, de grandes vues, de connaissances historiques, ou plutôt de négliger tous les autres élémens du problême scientifique pour se livrer exclusivement à la recherche d'un seul sur lequel elle édifiait la science toute entière. Une modification profonde et sérieuse s'est opérée, à cet égard, dans les esprits. Rien n'est négligé aujourd'hui de ce qui peut conduire à la connaissance de la vérité, études physiques et chimiques, anatomie pathologique, observations des phénomènes vitaux et morbides, étude des systèmes et de l'histoire, tout est invoqué, recherché, compris, parce que tout cela est bon, utile, nécessaire.

L'enseignement de M. Andral reflète cette tendance, que, nous sommes heureux de le reconnaître, il a plus que tout autre puissamment contribué à développer. Cette tendance, nous la croyons éminemment apte à favoriser les progrès de la science, à l'empêcher de s'égarer dans le labyrinthe inextricable des opinions diverses, de se heurter contre l'écueil des systèmes, ou, résultat plus infime encore, d'aboutir à l'impasse de l'observation individuelle. Aussi, et pour favoriser autant qu'il est en nous cette direction intellectuelle partie de l'école de Paris, avons-nous pensé faire une chose utile en rédigeant un traité élémentaire de pathologie et de thérapeutique générales, sur le plan et d'après les principes adoptés par M. le professeur Andral. Nous y avons été incité par l'accueil fait par le public à quelques extraits de ce cours publiés dans la *Gazette des Médecins praticiens* et puis dans l'*Esculape* dont nous sommes devenu l'un des rédacteurs en chef. Mais ces extraits, résultats de notes prises comme on peut les prendre dans un cours, ne donneraient pas une idée juste de la publication que nous avons entreprise si on la jugeait d'après eux. Nous avons été obligé à un travail long et pénible de rédaction et de coordination, et, pour que notre nom ne fût pas absolument indigne d'être accolé à celui du maître célèbre dont nous cherchons à populariser les opinions, il nous a fallu une réserve et une sévérité extrêmes dans le choix de la forme que nous donnerions à sa pensée. Cet ouvrage n'est pas, en effet, la reproduction sténographiée du cours de M. Andral, mais bien un traité fait d'après l'ordre méthodique indiqué par ce professeur et avec le développement des opinions qu'il expose dans son enseignement. Malgré les ouvrages estimables publiés sur la matière et depuis longtemps en possession de la faveur du public, il nous a semblé qu'aucun ne remplissait un cadre aussi vaste, qu'aucun ne s'était placé aussi spécialement sous le point de vue pratique, qu'aucun enfin ne nous paraissait devoir être plus utile aux Médecins et aux Elèves que celui que nous publions.

AMÉDÉE LATOUR.

Décembre 1840.

## Conditions et Mode de Publication.

Cet ouvrage dont le plan est développé dans la première livraison qui vient de paraître, se composera de trois à quatre volumes in-8° de 600 à 700 pages chacun.

Prix du volume : 7 fr.; franco, par la poste, 9 fr.

La publication aura lieu hebdomadairement par livraison de 5 à 6 feuilles (80 à 96 pages). En souscrivant, on paie un volume à la fois.

La première livraison est en vente, elle contient :

Prolégomènes. — Définition. — Comment on institue des principes généraux dans les sciences. — De l'observation. — De l'expérimentation. — De l'analyse, du raisonnement, de l'analogie. — De l'hypothèse. — Du témoignage des hommes. — Du langage de la science. — Plan et division de l'ouvrage.— De la maladie.

**ON SOUSCRIT A PARIS CHEZ**

**JUST ROUVIER, LIBRAIRE,** 8, RUE DE L'ÉCOLE-DE-MÉDECINE.

**A. GARDEMBAS, LIBRAIRE,** 10, RUE DE L'ÉCOLE-DE-MÉDECINE.

### OUVRAGES PUBLIÉS PAR M. LE D^r AMÉDÉE LATOUR.

COURS DE PATHOLOGIE INTERNE professé à la Faculté de médecine de Paris, par M. Andral, recueilli et rédigé par M. le docteur Amédée Latour, 3 volumes in-8°. Prix. . . . . . . . . . . . . . . . . 24 fr.

DU TRAITEMENT PRÉSERVATIF ET CURATIF DE LA PHTHISIE PULMONAIRE, in-8°. Prix. . . . . . . . . . . . . . . . . 3 fr.

ANNUAIRE DES SCIENCES MÉDICALES, contenant : 1° Coup d'œil analytique sur les travaux de l'année; — 2° Bibliographie complète des ouvrages publiés dans l'année ; — 3° Indication des Mémoires et travaux publiés dans les journaux nationaux et étrangers ; — 4° Lois et Ordonnances rendues dans l'année, concernant l'exercice de la médecine et de la pharmacie; — 5° Arrêts et jurisprudence concernant ces deux objets; — 6° Corps enseignans du royaume; — 7° Nécrologie; — 8° Établissemens qui intéressent le Médecin et le Pharmacien, etc., etc., 1 vol. in-18. Première année, 1841. Prix. . . 1 fr. 25 c.

Cet ouvrage est sous presse et paraîtra dans les premiers jours de janvier prochain.

## L'ESCULAPE, GAZETTE DES MÉDECINS PRATICIENS.

**TROISIÈME ANNÉE.**

Ce journal, à la rédaction duquel participent toutes les notabilités scientifiques de l'époque, paraît deux fois par semaine, le Dimanche et le Jeudi, dans le format des Journaux politiques.

**RÉDACTEURS EN CHEF.**

*Pour la partie Médicale* : M. AMÉDÉE LATOUR;
*Pour la partie Chirurgicale* : M. S. FURNARI.

Conditions de l'abonnement pour Paris et la France : un an, 25 fr.; Six mois, 13 fr.; Trois mois, 7 fr. — Pour l'étranger : un an, 30 fr.

Bureaux du Journal, chez A. Gardembas, libraire, 10, rue de l'Ecole-de-Médecine.

## *Ouvrages qui se trouvent chez les mêmes Libraires.*

**AJASSON ET FOUCHÉ.** Manuel complet de physique et de météorologie ; 2e édit., ornée de six planches représentant près de 300 figures. 1 fort vol. grand in-18. Prix : 3 fr. 50 c.

**ALIBERT.** Clinique de l'hôpital Saint-Louis, ou Traité complet des maladies de la Peau. Paris, 1834, 1 vol. grand in-fol., papier jésus vélin, avec 36 fig. coloriées et terminées au pinceau. Au lieu de 600 fr., net. 175 fr.

**ARAGO.** Leçons d'Astronomie, professées à l'Observatoire royal, recueillies par un de ses élèves. — 3e édition. 1840. 1 volume in-18, avec planches. Prix : 2 fr. 50 c.

**AUBERT.** De la Peste, ou Typhus d'Orient, Documens et observations recueillis pendant les années 1834 à 1838, en Egypte, en Arabie, sur la Mer Rouge, en Abyssinie, à Smyrne et à Constantinople. — Suivis d'un Essai sur le Hachisch et son emploi dans le traitement de la peste. 1 vol. in-8. Prix : 5 fr. 50 c.

**BAYLE** (A.-L.-J.). Traité des maladies du cerveau et de ses membranes (maladies mentales.) Paris, 1826, in 8. Prix : 6 fr.

**BELL** (John). Traité des plaies, ou Considérations théoriques et pratiques sur ces maladies, traduit de l'anglais sur la troisième et dernière édition, et augmenté de notes par Estor, professeur de la Faculté de Montpellier 1 vol. in-8. figures. Prix : 6 fr.

**BILLARD.** De la membrane muqueuse gastro-intestinale, dans l'état sain et dans l'état inflammatoire, ou Recherches d'anatomie pathologique sur les divers aspects sains et morbides que peuvent présenter l'estomac et les intestins. Paris, 1825, in-8. Prix : 7 fr.

**BLANCHE.** Du danger des rigueurs corporelles dans le traitement de la Folie. Paris, 1839. 3 fr.

**BLANCHE.** De l'état actuel du traitement de la Folie en France. (A propos du dernier ouvrage de M. Leuret.) Paris, 1840, in-8. Prix : 3 fr.

**BONNET.** Traité complet, théorique et pratique, des maladies du foie ; seconde édition, revue et considérablement augmentée. 1841. 1 vol. in-8. 6 fr.

**BONNET.** Traité des fièvres intermittentes. Paris, 1835, in-8. Prix : 7 fr.

**BOUILLAUD.** Essai sur la philosophie médicale et sur les généralités de la clinique médicale, précédé d'un résumé philosophique des principaux progrès de la médecine, et suivi d'un parallèle des résultats de la formule des saignées coup sur coup, avec ceux de l'ancienne méthode, dans le traitement des phlegmasies aiguës, 1 vol. in-8. Prix : 7 fr.

**BOUCHARDAT.** Nouveau formulaire magistral, avec les poids nouveaux et anciens en regard ; précédé d'une notice sur les hôpitaux de Paris, sur l'art de formuler ; suivi d'un précis sur les eaux minérales, naturelles et artificielles, d'un mémorial thérapeutique, de notions sur l'emploi des contre-poisons, sur les secours à donner aux noyés et aux asphyxiés ; et enrichi de l'Histoire de plusieurs médicamens nouveaux, etc. Paris, 1840. 1 beau vol. in-18. Prix : 3 fr. 50 c.

**BOUCHARDAT.** Annuaire de thérapeutique, de matière médicale et de pharmacie contenant les formules des médicamens nouveaux, tels que le lactate de fer, l'écorce de tulipier, l'antrakokali, l'acide copahivique, les pilules de Lartiques, etc., etc., suivi d'une monographie du diabetes sucré. Paris, 1841. 1 beau volume in-18. Prix : 1 fr.

**BOURDON** (Isidore). Principes de physiologie comparée, ou Histoire des phénomènes de la vie dans tous les êtres qui en sont doués, depuis les plantes jusqu'aux animaux les plus complexes. Paris, 1830. 1 vol. in-8. Prix : 7 fr.

**BRICHETEAU.** Clinique médicale de l'hôpital Necker, ou Recherches et Observations sur la nature, le traitement et les causes physiques des maladies, précédées de considérations sur l'art d'observer et de faire des observations en médecine. 1 vol. in-8. Prix : 6 fr.

**BROC.** Traité complet d'anatomie descriptive et raisonnée. 2 gros vol. in-8 de 800 pages chacun. Prix : 16 fr.

*Le premier volume de cet ouvrage est consacré à l'exposition en grand des organes ainsi qu'aux considérations générales relatives aux divers tissus ; — Le deuxième comprend la description des organes, considérés jusque dans leurs derniers détails.*

**BROC.** Introduction à l'étude de l'anatomie, ou l'Homme considéré en grand, sous le rapport des appareils et des fonctions. 1 vol. in-8 avec planches in-4. Prix : 12 fr.

*Les deux ouvrages, 3 gros volumes in-8 avec planches, pris ensemble.* Prix : 24 fr.

**BROC.** Essai sur les races humaines, considérées sous les rapports anatomique et philosophique. 1 vol. in-8 avec planches. Prix 3 fr. 50 c.

**CARRON DUVILLARDS et COTTEREAU.** Répertoire universel de clinique médico-chirurgicale, ou Résumé de tout ce que les journaux de médecine et de pharmacie français et étrangers, renferment de neuf et d'intéressant, pour les médecins, sous le rapport pratique. 6 vol, in-8. Prix : 36 fr. — Le 6e vient d'être publié. Prix : 7 fr.

Les matières contenues dans chacun des volumes du Répertoire de Clinique sont : 1° *Clinique interne ou médicale*; 2° *clinique externe ou chirurgicale*; 3° *Thérapeutique générale ou Pharmacologie*; 4° *Hygiène, Toxicologie et médecine légale.*

**CAYOL.** Clinique médicale, suivie d'un traité des maladies cancéreuses. 1 vol. in-8. Prix : 7 fr.

**COTTEREAU.** Formulaire général, ou guide pratique du médecin, du chirurgien et du pharmacien, contenant : 1° Mémorial thérapeutique médico-chirurgical, ou indication des divers moyens à mettre en usage dans le traitement des maladies médicales et chirurgicales ; — 2° Classification méthodique des agens thérapeutiques d'après leur mode d'action ; — 3° Notions et Mémento posologique, ou Indication des doses auxquelles on peut administrer les divers agens pharmaceutiques simples et composés, et en particulier ceux que renferme le nouveau Codex ; — 4° Formes et Modes d'administration des médicamens ; — 5° Art de formuler ; — 6° Formulaire raisonné, ou Choix de formules empruntées à la pratique des médecins et chirurgiens français et étrangers, avec les poids métriques en regard des poids anciens. 1 vol. in-32, grand-raisin, d'environ 500 p. Prix : 2 fr. 50 c.

**COTTEREAU.** Traité élémentaire de pharmacologie, contenant la description sommaire des substances médicamenteuses simples ; la préparation des médicamens officinaux et magistraux français et étrangers ; l'appréciation des propriétés physiologiques des médicamens, leurs modes d'administration et l'art de formuler, avec les formules en poids métriques en regard des poids anciens, cours professé à la faculté de médecine de Paris. 1 fort vol. in-8 de 820 pages. Prix : 9 fr.

**DELARROQUE.** Mémoire sur la fièvre typhoïde, sur les diverses formes qu'elle peut présenter et sur le traitement qui lui est applicable. (Mémoire pour lequel l'auteur a reçu une médaille d'or à la Société Médicale de Toulouse. 1 vol. in-8. Prix : 3 fr. 50 c.

**DENEUX.** Recherches pratiques sur les tumeurs sanguines de la vulve et du vagin. In-8. 3 f. 50 c.

**DESLANDES.** De l'onanisme et des autres abus vénériens considérés dans leurs rapports avec la santé. Paris, 1835. 1 vol. in-8. Prix : 7 fr.

**D'HUC.** Le Médecin des Enfans, Guide pratique contenant la description des maladies de l'enfance, depuis la naissance jusqu'à la puberté, avec le traitement qui leur est applicable, suivi d'un formulaire pratique. 1 vol. grand in-18. Prix : 5 fr. 50 c.

**D'HUC.** Le médecin des Femmes, Manuel pratique, contenant la description des maladies propres aux femmes, avec le traitement qui leur est applicable ; suivi de l'Hygiène des Femmes, ou conseils sur leur santé aux diverses époques de la vie. 1 vol. gr. in-18. 5 fr.

**DUBOIS** (d'Amiens). Traité des Études médicales, ou de la manière d'étudier et d'enseigner la médecine. Paris, 1840. 1 fort vol. in-8. Prix : 6 fr.

**DUCHESNE-DUPARC.** Nouveau manuel des dermatoses, ou Maladies de la peau, avec la synonymie de Willan et la concordance des différentes méthodes employées par nos meilleurs auteurs. Deuxième édition, revue et augmentée d'une Notice sur les eaux minérales, considérées dans leur application aux maladies de la peau, et d'un Formulaire spécial complet réunissant toutes les formules et préparations usitées pour le traitement des maladies de la peau, tant à l'hôpital Saint-Louis et les autres hôpitaux, que dans la pratique particulière. Paris, 1840. 1 fort vol. in-18. pap. fin. Prix : 4 fr.

**DUGÈS.** Traité de physiologie comparée de l'homme et des animaux. Paris, 1838 et 39, 3 vol. in-8. fig. Prix : 24 fr.

**DUGÈS.** Manuel d'obstétrique, ou Traité de la science et de l'art des accouchemens, contenant l'exposé des maladies de la femme et de l'enfant nouveau né, et suivi d'un précis sur la saignée et la vaccination. Troisième édition, corrigée et augmentée par l'auteur ; revue et publiée par MM. Lallemand et Franc, professeurs à la faculté de médecine de Montpellier. Paris, 1840. 1 vol. in-8, avec 48 figures gravées. Prix : 8 fr.

**ELLIS, ESQUIROL** et **ARCHAMBAULT.** Traité de l'aliénation mentale, ou de la nature des causes, des symptômes et du traitement de la Folie, comprenant des observations sur les établissemens d'aliénés ; traduit de l'anglais, avec des notes et des additions et une Introduction historique et statistique. 1 vol. in-8 avec planches. Prix : 8 fr.

**FURNARI.** Traité pratique des Maladies des yeux, contenant, 1° l'histoire de l'ophthalmologie ; 2° l'exposition et le traitement raisonné de toutes les maladies de l'œil et de ses annexes ; 3° l'indication des moyens hygiéniques pour préserver l'œil de l'action nuisible des agens physiques et chimiques mis en usage dans les diverses professions ; 4° les nouveaux procédés et les instrumens pour la guérison du strabisme ; 5° des instructions pour l'emploi des lunettes et l'application de l'œil artificiel, suivi de conseils hygiéniques et thérapeutiques sur les maladies des yeux, qui affectent particulièrement les hommes d'état, les gens de lettres et tous ceux qui s'occupent de travaux de cabinet et de bureau. Paris, 1841. 1 vol. in 8. Avec 4 pl. Prix : 6 fr.

**GUIBERT.** Essai sur les émissions sanguines et les évacuans, précédé de quelques considérations générales sur la vie, la santé et la maladie. 1 vol. in-8. Prix : 3 fr. 50 c.

**JULIA DE FONTENELLE.** Recherches médico-légales sur l'incertitude des signes de la mort, les dangers des inhumations précipitées, les moyens de constater les décès et de rappeler à la vie ceux qui sont en état de mort apparente. 1 vol. in-8. Prix : 5 fr.

**LAGNEAU.** Traité pratique des maladies syphilitiques, contenant les diverses méthodes de traitement qui leur sont applicables, et les modifications qu'on doit leur faire subir suivant l'âge, le sexe, le tempérament du sujet, les climats, les saisons et les maladies concomitantes ; ouvrage où sont spécialement détaillées les règles de traitement adoptées à l'hospice des Vénériens de Paris. Sixième édition, 2 vol. in-8. Prix : 8 fr.

**LIEGARD.** Mélanges de médecine et chirurgie pratiques. Caen 1837. 1 volume in-8. 6 fr.

**MAISONABE.** Orthopédie. Clinique sur les difformités dans l'espèce humaine; accompagnée de mémoires et dissertations sur le même sujet, par plusieurs médecins français et étrangers. 2 vol. in-8, avec planches. Cart. Prix : 14 fr.

**MARTINET.** Traité élémentaire de thérapeutique médicale, suivi d'un Formulaire. Deuxième édition, considérablement augmentée. Paris, 1837. 1 fort vol. in-8. Prix : 6 fr.

**MARTINET.** Manuel de clinique médicale, contenant la manière d'observer en médecine les diverses méthodes d'exploration appliquées aux maladies de la tête, de la poitrine, de l'abdomen et des tissus, ainsi qu'à l'investigation cadavérique et à l'étude du diagnostic. Troisième édit. Paris, 1837. 1 gros vol. in-18. Prix : 4 fr. 50 c.

**MARTINET.** Du traitement de la sciatique et des névralgies. Deuxième édition. Paris, in-8. Prix : 2 fr. 50 c.

**MAURY.** Traité complet de l'art du dentiste, d'après l'état actuel de nos connaissances ; nouvelle édit. 2 vol. in-8, dont un de planc. Prix : 16 fr.

**MAYGRIER.** Manuel de l'anatomiste. Quatrième édition. in-8. Prix : 5 fr.

**MELLET.** Manuel pratique d'orthopédie, ou Traité élémentaire sur les moyens de prévenir et de guérir toutes les difformités du corps humain. 1 vol. grand in-18, avec un atlas de planches. Prix : 6 fr. 50 c.

**NEPPLE.** Traité sur les fièvres rémittentes et intermittentes, leurs symptômes et leur traitement. 1 vol. in-8. Prix : 4 fr.

**PARCHAPPE.** Recherches sur l'encéphale, sa structure, ses fonctions et ses maladies. *Premier mémoire* : du volume de la tête et de l'encéphale chez l'homme. 1 vol. in-8, avec 12 tableaux. Prix : 3 fr. 50 c.

*Second mémoire* : Des altérations de l'encéphale dans l'aliénation mentale. 1 vol. in-8. Prix : 3 fr. 50 c.

**PARENT DU CHATELET et MARTINET.** Recherches sur l'inflammation de l'arachnoïde cérébrale et spinale, ou Histoire théorique et pratique de l'arachnitis. Paris, 1825. 1 gros vol. in-8. Prix : 7 fr.

**PETIT (J. L.)** OEuvres complètes. Nouvelle édition. Paris, 1837, un très gros volume in-8 compacte. Prix : 9 fr.

**PIGEAUX.** Traité pratique des maladies du cœur, contenant des recherches historiques, anatomiques et physiologiques spéciales sur cet organe, 1 fort vol. in-8, de près de 800 p. Prix : 7 fr.

**PINEL (S.).** Traité de pathologie cérébrale, ou Nouvelles recherches sur la structure, les fonctions et les maladies du cerveau, ainsi que sur le traitement hygiénique, moral et thérapeutique. 1 fort vol. in-8. ( Sous presse, pour paraître au commencement de 1841.)

**PINEL (S.).** Physiologie de l'homme aliéné, appliquée à l'analyse de l'homme social. 1 volume in-8. Prix : 6 fr.

**RÉCAMIER.** Recherches sur le traitement du cancer par la compression, etc. Paris, 2 gros vol. in-8, avec planches. Prix : 10 fr.

**RICORD.** Traité pratique des maladies vénériennes, ou Recherches critiques et expérimentales sur l'inoculation appliquée à l'étude de ces maladies, suivies d'un Résumé thérapeutique et d'un Formulaire spécial. 1 fort vol. in-8. Prix : 9 fr.

**RICORD.** Clinique iconographique de l'hôpital des Vénériens, ou Observations et Descriptions des maladies qui ont été traitées dans cet hôpital. Cet ouvrage se composera de 2 vol. in-8 et 1 vol. grand in-4, contenant environ 45 planches lithographiées, avec un texte explicatif et descriptif du même format. — L'ouvrage sera publié en 20 liv. Prix de la livraison. Figures noires : 3 fr.; — figures coloriées : 6 fr.

La première livraison ne tardera pas à paraître.

**RIBES.** De l'Anatomie pathologique considérée dans ses vrais rapports avec la science des maladies. 2 vol. in-8. Prix : 13 fr.

**ROGNETTA.** Cours d'ophthalmologie, ou Traité complet des maladies de l'œil, professé publiquement à l'Ecole pratique de médecine de Paris. Paris, 1839. 1 vol. in-8. Prix : 7 fr.

**ROGNETTA.** Nouvelle méthode de traitement de l'empoisonnement par l'arsenic et documens médico-légaux sur cet empoisonnement, suivis de la déposition de M. Raspail devant la cour d'assises de Dijon. Paris, 1840. 1 vol in-8. Prix : 2 fr. 50 c.

**SARLANDIÈRE.** Vade mecum, ou Guide du chirurgien militaire. Deuxième édition, revue, corrigée et augmentée. Paris, 1831. 1 vol. in-8, fig. 2 fr. 50 c.

**SARLANDIÈRE.** Anatomie descriptive et méthodique, ou Organographie humaine en tableaux synoptiques, à l'usage des Universités, des Facultés de médecine, des Académies de peinture et de sculpture et des colléges royaux. Nouvelle édition. Paris, 1840. 1 vol. in-fol. avec 15 planches, comprenant plus de 300 dessins, fig. noires. Prix : 10 fr.

Le même ouvrage, fig. coloriées. Prix : 15 fr.

**SARLANDIÈRE.** Physiologie de l'action musculaire appliquée aux arts d'imitation. Paris, 1830, in-8. Prix : 2 fr.

**SCARPA.** Traité des maladies des yeux, traduit de l'italien sur la cinquième et dernière édition, et augmenté de notes par Bousquet et Bellanger. Paris, 1821, 2 vol. in-8, avec 4 planches gravées en taille douce. Prix : 7 fr.

**SERRE.** Traité pratique de la réunion immédiate, et de son influence sur les progrès récens de la chirurgie dans toutes les opérations; ouvrage dans lequel on compare les principes suivis dans les diverses écoles et les résultats obtenus dans les grands hôpitaux de France. 1 vol. in-8, avec planches. Prix : 8 fr.

**STOLL.** (Max). Médecine pratique et aphorismes, traduit par Mahon, avec des notes par Pinel, Baudelocque, etc. Nouv. édit. Paris, 1809. 3 vol. in-8. Prix : 8 fr.

**SZERLECKI.** Dictionnaire abrégé de Thérapeutique, contenant les moyens curatifs employés dans toutes les maladies par les praticiens les plus distingués de la France et de l'étranger. 2 vol. in-8. Prix : 14 fr.

**TABLEAU CHIMIQUE** d'après les ouvrages de MM. Thénard, Dumas, Orfila, Gay-Lussac, etc. in-fol. grand colombier. Prix : 2 fr. 50 c.

**TAVERNIER.** Manuel de clinique chirurgicale, contenant la manière d'observer en chirurgie un exposé des signes diagnostiques et des caractères anatomiques des maladies chirurgicales, et un sommaire des indications curatives. Deuxième édition. Paris, 1837. 1 volume grand in-18. Prix : 5 fr.

**TAVERNIER.** Manuel de thérapeutique chirurgicale, ou Précis de médecine opératoire, contenant : Le traitement des maladies chirurgicales, la description des procédés opératoires, des bandages et des appareils, et l'anatomie de quelques-unes des régions sur lesquelles se pratiquent les principales opérations. Paris, 1837. 1 gros vol. in-18. Prix : 4 fr. 50 c.

**VALENTIN.** Voyage médical en Italie, en 1820. Deuxième édit. in-18. Prix : 3 fr. 50 c.

**VERING** (de). Des maladies scrofuleuses. Vienne, 1832. 1 vol. in-8. 4 fr. 50 c.

**VIREY.** Traité complet de Pharmacie théorique et pratique, contenant les élémens, l'analyse et les formules de tous les médicamens, leurs préparations chimiques et pharmaceutiques, avec l'explication des phénomènes, les propriétés, les doses, les usages, les détails relatifs aux arts qui se rapportent à celui de la pharmacie; nouvelle édition. — 1840. — Avec les formules en poids métriques en regard des poids anciens. 2 forts vol. in-8, avec planches. Prix : 12 fr.

---

**NAPOLÉON.** Poëme historique en dix chants, par Joseph Bonaparte, frère aîné de l'empereur, précédé d'une Notice sur l'enfance et la jeunesse du Héros, suivi des *cendres de Napoléon* et de quelques autres poésies sur son exil et sur sa mort, par Th. Villenave fils. Paris, 1840. 1 beau vol. in-8, orné d'un Portrait de Napoléon, par Charlet. Prix : 5 fr.

---

Imprimerie de P. Baudouin, rue des Boucheries-S.-G., 38.

# TRAITÉ ÉLÉMENTAIRE

# DE PATHOLOGIE

ET DE

# THÉRAPEUTIQUE GÉNÉRALES.

## PROLÉGOMÈNES.

### I. — Définition. — Comment on institue des principes généraux.

La pathologie et la thérapeutique générales ont pour objet de rechercher et d'établir les principes généraux qui doivent nous guider dans la détermination des causes des maladies, dans celle des phénomènes qui les révèlent, dans la connaissance de leur marche, de leur durée, de leurs terminaisons diverses, de leur siége, de leur nature, enfin de leur traitement.

Telle est la définition ordinairement donnée de la pathologie et de la thérapeutique générales. Nous n'avons, pour le moment, aucune raison de nous en éloigner. Plus loin, et quand nous descendrons dans les détails, nous verrons, si nous ne rencontrons pas quelque nouveau plan à exposer pour l'étude de cette branche importante des sciences médicales.

Il nous importe, avant tout, d'établir comment on peut, en médecine, instituer des principes généraux.

Établir un principe général, dans une science quelconque, c'est trouver par l'induction, dans l'observation des faits particuliers, ce que ces faits renferment d'immuable, au milieu de leurs circonstances variables, changeantes, passagères. Ce principe n'est lui-même que l'expression d'un fait, ce qu'il faut bien se garder d'oublier, et ce fait prend le nom de *fait général.* Dans la marche suivie par les hommes qui cultivent les sciences depuis Newton, les mots *principe* et *fait général* sont synonymes. Pour nous aussi, cette synonymie est légitime, et nous l'adoptons.

Toute science naturelle n'est constituée à l'état de science qu'autant qu'elle possède des principes généraux qui servent à lier entre eux et à expliquer les faits particuliers qui la composent. Une science est d'autant plus avancée que les faits généraux sont réduits à un plus petit nombre, et qu'ils se rapprochent le plus de l'unité. Ce n'est pas dire que la perfection d'une science consiste dans le plus petit nombre possible de faits généraux ; mais elle réside dans la *réduction* des faits généraux à l'unité. En effet, le but de toute science étant la conquête des faits généraux, plus elle en est riche, plus elle s'avance vers la perfection ; mais la perfection suprême, c'est l'identité entre les faits généraux, leur convergence vers un seul. Assurément la physique fit un pas immense quand Newton démontra que la force qui précipite les corps vers la terre, et la force qui fait tourner la terre autour du soleil sont d'une même nature ou plutôt ne sont que l'expression différente d'une même puissance; quand Franklin démontra l'identité de la cause qui produit le tonnerre avec celle qui donne lieu aux phénomènes électriques ; quand Volta prouva que les phénomènes électriques n'ont pas un principe différent de celui d'où dérivent les phénomènes galvaniques. Tout cela constitue autant de faits généraux qui viennent, pour ainsi dire, faire fusion dans un seul fait plus général encore. Donc, une science est la plus complète possible, bien qu'elle ne possède pas tous les faits qui lui appartiennent, quand elle est arrivée à ce point qu'elle n'a besoin que d'un seul principe pour expliquer tous les faits d'observation. Telle est, par exemple, la science astronomique, la plus complète de toutes les sciences. Bien peu d'autres en sont encore arrivées là. Est-il possible que toutes y arrivent? Y en a-t-il auxquelles cela sera impossible? C'est ce que nous verrons plus tard. Ce qu'il importe d'établir dès à présent, c'est que dans toute science on doit toujours tendre à une généralisation de plus en plus élevée. Mais pour cela une condition est rigoureusement nécessaire, c'est de procéder toujours par induction et jamais par hypothèse, car, suivant un des plus beaux principes proclamés par Newton, *il vaut mieux laisser séparées des causes semblables, que de réunir prématurément des causes différentes.* Malheureusement, et en médecine surtout, cette règle a été souvent violée, et, par exemple, quand on a voulu expliquer par l'électricité, l'influence que le système nerveux exerce sur certains faits organiques.

Si nous appliquons ces considérations aux sciences physiologiques et pathologiques, nous verrons tout d'abord que, dans l'état actuel de nos connaissances, il est impossible de déduire d'un fait principe tous les faits de détail qui constituent le domaine de la physiologie et de la pathologie. Deux motifs s'opposent à ce qu'on fasse dériver la médecine entière d'un fait principe : d'une part, l'imperfection de nos connaissances ; d'autre part, la complexité des phénomènes.

Il suffit de jeter un coup-d'œil sur la physiologie et sur la pathologie, pour voir combien de faits sont restés en dehors du domaine de l'observation ; comment s'élever à la généralisation quand d'immenses groupes de faits n'ont pas encore été observés? Prenons un exemple, et, sans aller le chercher dans les parties métaphysiques ou abstraites de la médecine, adressons-nous à l'anatomie pathologique, cette branche des sciences médicales qui a absorbé toutes les autres, sur laquelle les esprits ont été si exclusivement fixés depuis quelques années. Eh bien! où en est-elle? Les faits connus sont-ils connus dans leur totalité? Ceux que l'on a découverts, sont-ils donc tous ceux qui existent? Non, certainement non. Des investigations nouvelles nous révéleront des altérations qui peuvent jeter un jour inattendu sur le siége des maladies. Le présent nous répond de l'avenir; depuis quelques années, cette partie de la pathologie, cultivée avec une nouvelle ardeur, a montré une fécondité nouvelle. Ainsi, ne croyait-on pas naguère avoir découvert toutes les causes sous l'influence desquelles l'hydropisie peut se développer? Cependant une découverte récente a démontré qu'une altération toute particulière du rein, jusqu'alors ignorée, était la cause d'une grande classe d'hydropisies. Ne regardait-on pas, il n'y a pas longtemps encore, comme nerveux tous les asthmes qui ne dépendaient pas d'une maladie du cœur? Voici maintenant l'emphysème pulmonaire qui vient détrôner l'asthme nerveux et en expliquer on ne peut mieux l'existence. Voilà des découvertes d'hier qui prouvent que le champ n'est pas encore épuisé.

Non, assurément, et, quoiqu'on en ait dit, les altérations pathologiques sont loin d'être connues dans leurs détails. Qu'on cherche à se rendre compte des maladies les plus communes, de celles qui se voient tous les jours, de l'inflammation, par exemple ; eh bien ! en connait-t-on l'anatomie pathologique? Qui sait d'une manière positive et satisfaisante dans quel état se trouvent les solides et les liquides, au sein d'une partie enflammée? Par quelle métamorphose le liquide devient-il du pus? Quelles sont les modifications que subit le sang dans ses qualités physiques et chimiques? Dans son cours? Sous quelles influences ce cours se précipite-t-il? nous ne le savons pas ; nous ne connaissons que l'écorce des choses. Là existe une lacune immense qui nous empêche de généraliser les faits. Et si, au lieu de parler de l'anatomie pathologique de l'inflammation, nous nous attaquions à sa nature propre ! Il est aisé de dire que l'inflammation est un surcroit d'activité dans les fonctions d'une partie, avec appel plus considérable de sang dans cette partie. Mais est-ce là le fond des choses? Est-ce toujours un phénomène semblable à lui-même? Non, ce phénomène est complexe. Combien n'y a-t-il pas de modifications organiques qui apportent dans les parties les caractères de l'inflammation, alors que les lésions sont cependant de tout autre nature? — On tourmente sur un animal le nerf pneumo-gastrique, puis on le coupe; le poumon s'engoue, et voilà une lésion qui ressemble à l'engouement du premier degré de la pneumonie, à une hépatisation des lobules. Le sang trop visqueux, s'arrête dans le réseau capillaire, et donne lieu à des désordres semblables à ceux que produit la pneumonie. Y a-t-il cependant quelque chose de commun entre ces deux lésions anatomiques? Qui oserait le soutenir? Des lésions semblables pour les sens ne sont pas semblables dans leur nature.— Savons-nous d'une manière positive les conditions variées sous l'influence desquelles se développent ces productions accidentelles si minutieusement décrites? Le temps est passé où l'on disait que ces productions reconnaissaient pour cause l'augmentation de l'irritation ; leur génésie est bien autrement complexe. — Enfin, pour ne pas prolonger une énumération de doutes et de choses inconnues, que dirons-nous des modifications que le sang peut subir? Sur ce sujet, nous ne connaissons que la partie la plus grossière, et cependant tour à tour exagérées et méconnues dans leur influence, ces modifications du sang jouent un grand rôle dans une foule de phénomènes morbides. Comment se rendre compte de la cause de ceux-ci, si la nature de l'altération nous échappe complétement?

Et quand le rôle de l'anatomie pathologique est fini commence une série considérable de recherches à faire, car celles des causes matérielles qui peuvent développer les phénomènes morbides sont loin d'être épuisées. Alors apparaît la nécessité des investigations chimiques qui, dans notre pensée, doivent venir en aide à l'anatomie pathologique. Là aussi s'ouvre pour la science un immense avenir. Toujours, oui, toujours de nouveaux problêmes qui attendront plus ou moins longtemps une solution heureuse: la science n'a pas de limites.

Il est par là facile de comprendre clairement combien est actuellement impossible la généralisation en médecine, car tous les faits actuellement connus de cette science ne contiennent pas et ne sauraient donner des faits généraux. Devons-nous croire que nous ne les trouverons jamais? devons-nous déclarer que ce fait-principe, qui a donné aux sciences physiques leur éclat[1], est à jamais introuvable en médecine?... Gardons-nous d'imposer des limites à l'avenir, mais, dans l'état actuel de la science, on ne peut s'empêcher de reconnaître tristement que toute généralisation est encore impossible.

Avant l'époque où parut Newton (Newton qui est la barrière

entre la méthode d'hypothèse et la méthode d'induction), on s'était essayé à prouver que tous les phénomènes de l'univers pouvaient s'expliquer par l'admission d'un seul fait-principe; tout le monde connaît les riches et brillantes hypothèses des philosophes anciens. Les esprits plus sévères ont renoncé aujourd'hui à cette explication universelle, et les hommes qui s'occupent le plus exclusivement de sciences physiques reconnaissent *que le système de la nature dépend de plusieurs principes plus ou moins connus*. C'est à M. Becquerel que nous empruntons cette pensée qui détruit de fond en comble toute tentative de généralisation absolue dans le système de l'univers. Ce qui est vrai pour la nature inorganique ne le serait-il pas également pour le monde organisé? Dans celui-ci, deux ordres de phénomènes sont en présence : les uns sont de même nature que ceux du monde inorganique. Ainsi, dans les corps vivans vous trouvez des phénomènes de calorique, d'électricité, produits d'une foule de causes diverses, les évaporations, les frottemens, etc. Vous trouvez encore des phénomènes de pesanteur, d'attraction, des jeux d'affinité chimique, etc. Introduisez, par exemple, du bi-carbonate de soude dans l'estomac d'un sujet dont les urines charrient des graviers d'acide urique; il se formera de l'urate de soude dans la vessie, de la même manière qu'il se serait formé dans un verre à réactifs. La vie n'a rien à faire là. Vous trouverez aussi des phénomènes de capillarité, d'hydrostatique, etc., etc. Tout cela démontre de la manière la plus manifeste que les forces inorganiques exercent leur empire dans le monde organique. Mais cet empire, elles l'exercent d'une certaine manière. En effet, dans le monde organique, il y a des phénomènes différens qui impliquent l'idée de forces spéciales : ce sont les *phénomènes vitaux*. — Ainsi, dans tout corps vivant, deux ordres de phénomènes dont il faut tenir compte, phénomènes inorganiques ou physiques, phénomènes vitaux ou organiques, phénomènes complètement différens, mais marchant toujours ensemble, toujours présens et toujours influençant, à leur manière, les corps organisés.

Ici se présenterait une question théorique capitale : ces deux ordres de phénomènes, physiques et vitaux, diffèrent-ils autant dans leur nature intime qu'ils paraissent se séparer les uns des autres dans ce que l'observation nous en révèle ? l'état actuel de nos connaissances, rend une pareille question insoluble. Pour notre compte, les forces vitales ne pourront être ramenées aux forces générales de la matière, qu'autant que sera démontrée l'identité des phénomènes que dirigent les unes et les autres. Actuellement, nous ne voyons entre-elles qu'un abîme immense. Que trouverez vous de commun entre l'excitabilité et ce qui se passe au sein du règne inorganique? et voyez d'ailleurs quelle inanité dans toutes les explications basées sur les sciences physiques et chimiques? On a voulu expliquer la vie tantôt chimiquement, tantôt physiquement; tentatives téméraires et complètement absurdes. On a voulu aussi s'affranchir des lois chimiques et physiques et n'en tenir aucun compte dans l'explication des phenomènes de la vie : prétention non moins téméraire, tentatives non moins absurdes; nécessairement, il faut admettre ces deux influences diverses, car évidemment le corps vivant est sous leur dépendance réciproque.

Ainsi, soit en raison de l'imperfection de la science, soit en raison de la complexité des phénomènes, il nous paraît impossible, dans l'état actuel de nos connaissances, de ramener tous les faits physiologiques et pathologiques en un seul fait général. Le poura-t-on un jour? nous l'ignorons. Mais ce que nous savons bien, c'est qu'on ne le pourra qu'à la condition que tous les faits soient connus. Peut-être les lecteurs peu habitués aux discussions de philosophie médicale ne comprendront pas bien l'intérêt que nous attachons à ces considérations ; un seul mot pour les légitimer, c'est que nous croyons qu'elles conduisent à la solution de cette question : les forces vitales doivent-être admises ou rejetées dans l'étude de l'homme malade? Question immense et de la plus haute portée, sur laquelle nous aurons bientôt à revenir.

Puisqu'il nous est impossible de nous élever à la connaissance d'un fait-principe, tous nos efforts, toutes nos études doivent tendre à rechercher un certain nombre de principes généraux, et ces principes généraux une fois bien établis, à tâcher de les coordonner le mieux possible. Malheureusement, cette coordination n'est pas toujours praticable, car il existe des lacunes plus ou moins grandes, et les notions que nous avons sur certains faits sont souvent en petit nombre. Certainement, la chaîne sera souvent interrompue, mais au moins, en procédant ainsi, tout en diminuant les chances d'erreur, aurons-nous acquis quelques vérités.

Mais, comment doit-on procéder à la recherche des faits généraux? D'abord, par l'observation. Aucun procédé n'est, sans contredit, préférable à l'observation rigoureuse, dont l'induction vient plus tard féconder les résultats. Si nous nous bornions cependant à ce que nous pouvons observer par nous-même, nous nous resserrerions dans un horizon bien limité. Forcément, et quoi qu'on en ait dit, il faut nous aider de l'observation des autres, il nous faut remonter vers le passé qui nous offre un mélange d'erreurs à combattre et de vérités à recueillir. Confondue dans ces systèmes divers qui depuis trois mille ans se sont succédés les uns aux autres, la portion de vérité aperçue par nos prédécesseurs, est difficile à trouver, difficile à extraire. Mais c'est un travail qui nous est nécessairement imposé sous peine de rendre nos recherches incomplètes et, partant, de manquer de base pour l'édification des principes généraux. Au dire de quelques personnes, il faut jeter un dédain profond sur les systèmes. Nous ne partageons pas cette manière de voir. Tout système est l'expression, exagérée, sans doute, mais réelle, d'un des faits généraux acquis à la science; tout système en contient un des principes fondamentaux. Le tort des systèmes est de prendre ce principe fondamental sur lequel il repose pour le seul principe de la science, d'en faire la science tout entière. Quand ils en viennent là, ils tombent parce qu'ils ont ramassé tout ce qu'il y a de faux dans la science. Mais ils ont vécu parce qu'ils contenaient des vérités. Un système faux sous tous les rapports n'a jamais existé ; il est impossible de concevoir qu'un système absolument en dehors de la vérité ait pu avoir cours dans le commerce scientifique ; il n'aurait pas eu un moment d'existence.

Parmi ces systèmes, il y en a de capitaux. De quelque part qu'on s'adresse à l'organisme, on y trouvera des solides, des liquides et des forces. Voilà trois points de vue sous lesquels on peut embrasser les phénomènes de la vie organique, que le corps soit sain, qu'il soit malade. Ces trois points de vue constituent aussi les trois grands systèmes qui ont tour à tour régné dans la médecine, le solidisme, l'humorisme et le vitalisme. Expression des faits les plus généraux, ils créent à leur tour des systèmes secondaires; ainsi, du solidisme naît le mécanisme; de l'humorisme, les systèmes chimiques qui occupèrent le XVIe et le XVIIe siècles, ainsi des autres. Eh bien! dans chacun de ces systèmes se trouve un fragment de vérité, et c'est à la recherche de ces fragmens épars qu'il faut se vouer, si l'on veut réunir un faisseau bien serré.

Mais ici se présente une objection sérieuse. Comment, a-t-on dit, trouver la vérité dans ces systèmes divers, et faire un tout de ces élémens disparates? Où trouver le lien de toutes ces idées? Comment apprécier leur point de jonction au milieu de leurs points si nombreux de disjonction?

A cela on peut répondre que s'il s'agissait de vouloir ramener tous ces systèmes à une généralisation telle qu'on put en tirer un seul fait général, l'entreprise serait impossible, serait absurde. Mais s'il s'agit, plus simplement, de voir que, tout en reconnaissant que le système qui fait tout dépendre des solides est faux, on doit tenir grand compte des solides dans l'étude de l'homme malade; qu'en adoptant que celui qui fait tout dépendre des liquides est faux, il importe de leur faire jouer un grand rôle dans la pathologie; qu'en admettant que celui qui repose entièrement sur les forces vitales est faux, il est nécessaire de leur assigner une grande influence dans la production et la manifestation des maladies; en d'autres termes, s'il s'agit de n'être ni solidiste, ni humoriste, ni vitaliste exclusivement, mais tout cela dans l'occasion, parce qu'il y a du vrai dans tout cela, nous ne voyons rien que de raisonnable et de légitime dans la proclamation de tels principes.

Du reste, au milieu de la diversité infinie, en apparence, des doctrines médicales, on voit toujours se reproduire un nombre, en définitive, assez limité de principes fondamentaux, qui souvent reçoivent des développemens divers, mais au fond restent toujours les mêmes. Chose remarquable! Ces principes ont pris rang dans la science dès les premiers temps de son existence; la grande école médicale grecque, l'école hippocratique les a tous consignés dans ses livres. La collection hippocratique renferme des discussions sur le solidisme, l'humorisme et les forces vitales. Dans la large expression de sa pensée, et en le prenant dans l'ensemble de la collection de son école, Hippocrate avait réuni, comme nous prétendons le faire, ces trois grands points de vue. Dans le traité *de l'ancienne médecine* il se pose face à face avec les philosophes de son temps et renverse leurs doctrines bâties sur l'hypothèse. Il fait jouer un grand rôle aux humeurs et édifie sur elles toute une théorie médicale; mais les humeurs ne sont pas tout, ajoute-t-il, il y a des forces, il y a des solides qui jouent aussi leur rôle. Durant l'intervalle qui sépare l'école du vieillard de Cos de celles de Galien, ces trois points de vue furent isolés. Parmi les médecins de ces époques, les uns furent vitalistes, les autres solidistes, ceux-là humoristes, et il faut lire avec quelle véhémence le médecin de Pergame se plaint de ce qu'on a scindé le bel édifice construit par son prédécesseur.

Tous les principes qui constituent aujourd'hui les fondemens de la science, sont contenus dans la médecine hippocratique, même ceux tirés de la physique et de la chimie. A la vérité, Thalès ni Hippocrate ne connaissaient ni l'oxygène, ni les corps simples admis de nos jours; mais ils raisonnaient sur la chimie de leur temps, c'est-à-dire sur les quatre élémens. On a beau s'en défendre, nous sommes enfermés comme dans un cercle où l'observation a déposé, dès l'origine, les notions fondamentales, les vérités générales qui forment la base sur laquelle nous travaillons. En oscillant ainsi, les générations se succèdent, et la science marche insensiblement.

Ce n'est donc pas nous qui répéterons cette phrase de Bacon devenue célèbre : *Instauranda est in imis fundamentis scientia.* Les fondemens de la science existent, ils ont été donnés par l'école hippocratique qui en a connu tous les principes. Elle a reconnu l'influence exercée sur les corps vivans par les corps extérieurs; elle a fait intervenir dans l'explication des phénomènes des corps vivans les forces physiques et chimiques; elle a fait jouer un grand rôle aux forces vitales; elle a reconnu les solides et les liquides comme causes de maladies, en un mot, elle a eu conscience de tous les élémens nécessaires à la solution du grand problème de l'homme malade. Aussi, n'éprouvons-nous aucune répugnance à dire que les principes de l'école hippocratique sont les nôtres.

Nous avons donc dans nos études trois choses à examiner, la matière, les phénomènes et les forces. La matière, qui se présentera sous deux formes, solide ou liquide, toutes deux passibles d'altérations, mais dans notre opinion, la forme liquide étant plus essentiellement que les solides le point de départ d'un grand nombre de phénomènes morbides. Les phénomènes, qui sont multiples, phénomènes physiques, phénomènes vitaux; les forces, que l'on doit également distinguer en physiques et en vitales; les phénomènes et les forces pouvant être altérés sans lésions appréciables de la matière.

Nous verrons les forces vitales se résumer en une seule à laquelle nous conserverons le nom de force vitale suprême, qui tient sous sa dépendance les différens phénomènes qui ne relèvent pas essentiellement des forces physiques. Sans l'intervention de la force vitale, on ne comprend pas plus la santé que la maladie. C'est cette force des forces qui de tant de vies partielles fait une seule vie, qui fonde l'unité du système vivant; c'est elle qui, plus particulièrement considérée dans la maladie, assigne aux phénomènes un ordre, une durée, une succession, leur imprime une certaine direction, dont l'effet est le retour à l'équilibre rompu; c'est cette force, enfin, qui, au lieu d'anéantir les forces physiques, reste à côté d'elles, intervient pour les modifier, pour les contrebalancer.

Pouvons-nous nous élever plus haut dans la connaissance de cette force vitale? Pouvons-nous acquérir quelques notions sur sa nature? Des tentatives inouies ont été faites dans ce but, mais, hélas! toujours stériles. Les uns ont placé la force vitale en dehors de la matière; d'autres ont voulu qu'elle ne put en être séparée. Vains efforts! recherches décourageantes et qui mènent tout droit à ce scepticisme désolant de Pascal qui en face des phénomènes de la nature s'est écrié : « Nous sommes » également incapables de tout savoir et de tout ignorer absolument. Nous sommes sur un milieu vaste, également incertains entre l'ignorance et la connaissance. C'est là notre con-

» dition naturelle et la plus contraire à nos inclinations. Nous » brûlons de bâtir une tour jusqu'à l'infini; mais notre édifice » craque et s'ébranle. » Faut-il accepter sans restriction cette pensée d'un esprit découragé? Le scepticisme serait-il donc la fin de toute philosophie? Gardons-nous d'une telle croyance, et pour opposer une autorité imposante à l'autorité de Pascal, disons avec Bossuet : « La nature humaine connaît des vérités » éternelles; son génie est de rappeler tous les changemens à » des règles immuables. » Dans cette pensée, l'illustre évêque nous semble avoir résumé toute la philosophie des sciences.

Oui, l'homme est appelé à connaître la vérité. Mais par qu'elle voie y arrivera-t-il? Par le doute d'abord, le doute qui, selon l'expression de Bacon, *est l'école de la vérité*, qui, selon Aristote, est *le commencement de la sagesse*. Sans lui, pas de progrès possibles en médecine. Avec cette disposition intellectuelle et préliminaire, le médecin peut arriver à la connaissance des principes généraux de notre science en se servant des sept moyens suivans que nous allons successivement passer en revue : 1° l'observation, 2° l'expérimentation, 3° l'induction, 4° l'analogie, 5° l'hypothèse, 6° le raisonnement, 7° le témoignage des hommes, c'est-à-dire l'étude de l'histoire.

### II. — De l'observation.

L'observation est un mot qui vient souvent à l'esprit, plus souvent à la bouche, qu'on n'a cessé de répéter depuis que la médecine existe, et dont cependant peu de personnes se font une idée complétement juste. La médecine paraît avoir commencé par l'observation brute, et les premiers médecins ont été des observateurs plus ou moins exacts.

Qu'est-ce qu'observer? C'est constater par l'application des sens aidés de l'intelligence, un fait tel que la nature le présente. La répétition de l'observation au bout d'un certain temps donne l'*expérience*. Il faut distinguer l'expérience, simple résultat de l'observation, de l'*expérimentation*, qui n'attend pas l'observation, mais la fait naître.

Toute science, pas plus la médecine que les autres, ne consiste dans l'observation pure et simple. Elle part de l'observation qui en est la base, puis il faut que, sur cette base, s'élève l'édifice. Nous ne pouvons donc admettre cette maxime célèbre : *ars tota in observationibus*. L'observation n'est pas la science ; celle-ci ne commence que lorsque les résultats de l'observation ont été fécondés par l'induction, et généralisés par elle. Mais sans observation pas de science possible. Le rôle de l'observation se borne à recueillir des faits.

Les faits ne sont pas toujours semblables à eux-mêmes. Si nous cherchons à les étudier dans les rapports qu'ils ont entre eux, nous voyons qu'il y en a de plusieurs espèces. On peut en distinguer trois sortes :

1° Les faits simples ;

2° Les faits composés ;

3° Les faits compliqués.

Sous le rapport d'un certain nombre d'applications théoriques et pratiques, nous attachons une certaine importance à cette distinction.

Un fait *simple* est celui qui ne se compose que d'une seule circonstance, ou qui ne présente à noter qu'une seule circonstance. Ainsi, un fait morbide dans lequel on ne peut noter et saisir autre chose qu'une douleur, une névralgie, par exemple, voilà un fait simple. Dans l'état actuel de la science, nous serions fort embarrassés de citer un grand nombre de faits simples ; ils sont très rares. Dans toutes les branches des connaissances humaines, les faits simples existent en assez grand nombre aux deux extrémités de la science. Au commencement, tous les faits paraissent simples ; la science marche-t-elle, les faits sont décomposés, et quand elle arrive à sa perfection, tous les faits produits de la décomposition des premiers, sont des faits simples. La médecine n'en est plus au commencement, mais elle n'en est pas non plus à la nfi

Presque tous les faits de physiologie et de pathologie sont constitués de telle façon qu'ils peuvent se résoudre en plusieurs autres. Chercher à décomposer un fait en plusieurs autres faits, ou séparer les unes des autres les différentes circonstances qui coïncident dans un fait, c'est l'analyser. Il ne s'agit pas ici d'un travail fait par l'intelligence, mais par l'observation; et l'observation qui analyse un fait n'a d'autre mission que celle de décomposer les principales circonstances qui coïncident dans ce fait. Quand un fait est ainsi constitué et contient en lui un certain nombre de circonstances, ce fait est un fait *composé*.

Presque tous les faits dont s'occupent les sciences naturelles sont des faits composés, à l'inverse des faits mathématiques proprement dits, qui sont simples.

Si nous comparons ensemble l'observation et l'expérimentation, nous verrons que la dernière a un grand avantage sur l'autre. L'observation s'exerce presque toujours sur des faits composés. L'expérimentation, au contraire, peut séparer d'un fait les circonstances qui la gênent, elle peut l'isoler, elle peut le produire seul, ou examiner à loisir les circonstances qu'elle a détachées de ce fait. C'est là un immense avantage. C'est là ce qui a si puissamment contribué aux progrès des sciences physiques et chimiques, sciences qui s'aident surtout de l'expérimentation. Dans l'ensemble des sciences naturelles, les plus avancées sont celles qui peuvent le plus souvent marcher avec l'expérimentation. Celles qui ne marchent que par l'observation, vont bien moins vite. La météorologie, qui est dans ce cas, n'est-elle pas une des moins avancées? Tel est aussi le sort de la médecine. C'est qu'ici, comme dans toutes les sciences qui traitent des êtres organisés, l'expérimentation est infiniment plus difficile. Dans un être organisé et vivant, si vous isolez une circonstance, vous n'avez plus le fait tel que l'observation nous le montrait; en physique, en chimie, au contraire, le fait est absolument identique, qu'il se passe au sein de la terre ou dans votre creuset.

Comme exemple, en pathologie, de fait composé, nous pouvons citer *la fièvre*. Dans ce phénomène se trouvent des circonstances capitales qui peuvent elles-mêmes se diviser en plusieurs autres et qui, chacune, peuvent recevoir le nom de fait. Dans la fièvre vous trouvez un trouble de la circulation, un trouble de la température, un trouble dans les grandes fonctions dont l'accomplissement normal maintient la vie dans un libre exercice. Que si vous voulez analyser ce grand phénomène complexe qu'on appelle la fièvre, un certain ordre dans votre analyse sera nécessaire. Après avoir isolé, autant que faire se peut, les différentes circonstances de ce fait, on les rangera selon leur ordre d'importance. Cette importance se déduit de leur constance; plus un fait est constant, plus il est important; s'il se reproduit toujours, il est alors d'une importance extrême. Si nous appliquions (mais ce n'est pas encore le moment) ce travail d'analyse à la fièvre, nous trouverions que des trois grandes circonstances qui entrent dans ce phénomène, la plus constante n'est pas une modification dans la rapidité du cours du sang, mais une modification dans la température, fait capital que nous développerons plus tard.

Un fait *compliqué* résulte de ce que, aux circonstances essentielles qui le caractérisent, viennent se joindre des circonstances accidentelles qu'il faut en séparer. Il n'est pas sans importance pour l'observation de séparer un fait composé d'un fait compliqué. Des circonstances essentielles d'un fait peuvent manquer, bien que ce fait existe. Ainsi, un homme est atteint d'une fièvre typhoïde; il présente un ensemble de phénomènes qui ne peuvent pas la faire méconnaître; cependant, vous ne trouvez pas les taches rosées lenticulaires qui sont une des circonstances de la maladie; mais la fièvre typhoide n'en existe pas moins. Combien de maladies ne sont-elles pas dans ce cas! Dans la scarlatine, par exemple, qui se compose de l'élément éruption et de l'élément angine, il peut arriver ou que l'éruption soit à peine perceptible, tandis que l'angine sera très forte, ou que l'angine existe à peine, tandis que l'éruption sera générale. Dans la peste, le bubon, qui est une des principales circonstances de cette maladie, peut cependant manquer. D'autre part, il y a des circonstances qui n'appartiennent pas à un fait, et qui peuvent néanmoins l'accompagner, soit toujours, soit très souvent. Ceci est très important à connaître. Soit le typhus : il marche presque toujours accompagné d'un grand nombre d'inflammations locales, de congestions des méninges ou des poumons, tous caractères qui n'appartiennent pas exclusivement au typhus. Les causes qui produisent cette maladie ont une certaine influence sur les causes qui produisent les inflammations dont nous parlons, mais elles ne dépendent pas essentiellement les unes des autres. Les grands phénomènes d'une inflammation accompagnent presque toujours les différentes lésions organiques. Il n'y a pas d'individu qui meure avec un cancer et qui n'ait eu dans le voisinage de l'affection cancéreuse une inflammation plus ou moins intense. Voilà deux faits qui coïncident sans dépendre l'un de l'autre ; voilà, en un mot, des faits compliqués.

Il existe bien d'autres circonstances qui peuvent rendre un fait compliqué, et les difficultés ne s'arrêtent pas encore là. Vous soumettez une série de maladies à une même méthode thérapeutique, ou bien vous soumettez certaines séries de maladies à différentes méthodes thérapeutiques; vous les étudiez avec le plus grand soin et vous vous croyez en droit de conclure ; prenez garde, cependant, car si les faits ne sont pas infiniment multipliés, vous ne pouvez pas être sûrs de ne pas vous être trompés. Il existe, en effet, dans les élémens de toute maladie, une circonstance principale qui est telle qu'il faut toujours se demander si c'est à la méthode seule employée que l'on doit rapporter ce qui est survenu, cette circonstance est *la marche* de la maladie. Une maladie étant abandonnée à elle-même, quelle durée a-t-elle? Quand se termine-t-elle ? Etes-vous sûrs dès le commencement que sa terminaison sera nécessairement heureuse ou malheureuse? — Autre chose : vous ouvrez un cadavre et vous y cherchez la cause organique de la maladie qui a fait périr le sujet : vous trouvez des lésions capitales et de plus, une rougeur plus ou moins intense, soit de la membrane muqueuse gastro-intestinale, soit de la membrane interne du cœur, des grosses artères et des principaux troncs veineux. Ce fait, dans ces circonstances cadavériques, est-il contenu dans la maladie principale? Prenez-y garde ! la vie a cessé, et, il existe des phénomènes cadavériques qui peuvent donner lieu aux effets qui viennent d'être signalés. Sous l'influence des lois de la pesanteur, le sang s'accumule dans les parties les plus déclives de l'intestin; ces parties rougissent, s'injectent et simulent une hypérémie inflammatoire. Plus tard, que le sang coagulé ne puisse plus s'écouler vers le point déclive, alors se fera un travail de putréfaction qui, en changeant les conditions physiques des parois vasculaires, déterminera la formation de lignes, de plaques rougeâtres dans les tuniques intestinales. Voilà des circonstances étrangères que l'on peut croire inhérentes au fait pathologique. Dans la membrane interne du cœur, sous l'influence d'un temps chaud, on voit se former une rougeur qui, à une certaine époque, a été regardée comme une cardite, comme une artérite. Il existe des travaux entiers qui sont frappés de nullité, nous osons le dire, parce qu'un fait compliqué n'a pas été assez complètement analysé sous le rapport des circonstances qui l'ont rendu tel. En voici un exemple : Il est généralement reconnu que sous l'influence des fièvres pernicieuses surviennent des altérations de la rate. Un homme, dont la médecine déplore la perte prématurée, Bailly (de Blois), a publié sur les fièvres intermittentes pernicieuses des travaux importans. Il a noté des altérations fort remarquables de la rate; il a vu, par exemple, cet organe diffluent, réduit en une sorte de pulpe s'écrasant à la moindre pression. Mais, dans toutes ces observations, il n'est question, ni du temps écoulé entre la mort et l'autopsie, ni de la température ambiante. Or, nous savons que si l'on fait l'autopsie de quelque cadavre que ce soit, trente heures seulement après la mort, par un temps chaud, on trouve la rate diffluente et présentant les altérations décrites par Bailly (de Blois). Nous ne pouvons donc consciencieusement adopter ces faits, ils sont comme non avenus, car nous ignorons les circonstances qui les ont accompagnés.

Il y a d'autres faits compliqués qui ne peuvent être utilisés dans la science, non à cause de défaut de circonstances suffisantes, mais à cause même du mode d'observation dont on s'est servi pour les étudier. Ainsi, l'observation microscopique qui se développe beaucoup de nos jours, exige, avant qu'on ne la commence des études préliminaires. C'est d'abord l'étude du microscope, sans laquelle des circonstances qui sont du fait de l'instrument, qui dépendent du mode d'observation, de la manière dont l'objet est éclairé, etc., seraient nécessairement mal appréciés.

Les faits compliqués présentent donc bien des natures différentes. La fièvre, avons-nous dit, est un fait composé. La variole est

2

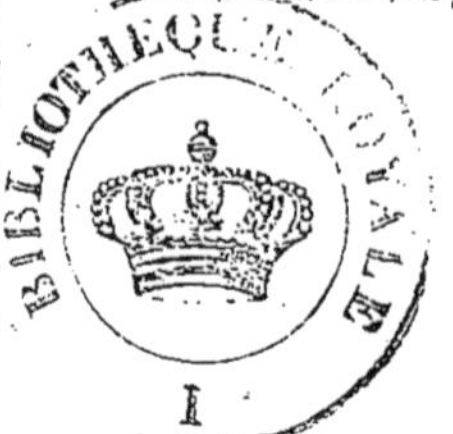

un fait composé, mais qui l'est plus que la fièvre, car on y trouve un plus grand nombre de circonstances. Supposez qu'à une fièvre varioleuse vienne se joindre une inflammation, une pneumonie, une encéphalite, etc. Voilà un fait composé qui devient fait compliqué. Ce n'est pas tout, d'autres complications, tout-à-fait étrangères à une inflammation, peuvent survenir. En même-temps qu'un homme a la variole, plus une pneumonie, l'état général des forces peut ne pas être le même que dans l'état normal : il peut être *asthénique* ou *hypersthénique*. La maladie peut encore marcher avec une modification spéciale du sang, etc. Voyez par cet aperçu rapide, combien une maladie simple d'abord peut se compliquer à l'infini, et de quelle importance il est de bien considérer ces diverses complications.

Il est fort curieux de mettre la thérapeutique aux prises avec ces faits morbides, simples, composés ou compliqués. Le praticien exact et sévère, qui ne se laisse ni éblouir par des succès équivoques, ni tromper par des illusions décevantes, arrive à ce résultat extrêmement vrai, quoi qu'on en ait dit, c'est que la thérapeutique n'a pas de prise forte et énergique sur les faits morbides simples et composés. Que fait-elle sur la variole franche, légitime? qui donc a la prétention de faire que la variole s'abrège dans son cours et d'empêcher son éruption d'avoir lieu? qui oserait dire pouvoir faire avorter une rougeole? personne assurément. Et ne choisissons pas nos exemples seulement dans les maladies accessibles à la vue, attaquons nous à une pneumonie : excepté dans les cas où on peut la prendre au premier ou au second jour de son début (et encore!...) si elle doit durer huit jours, nous ne ferons pas qu'elle n'en dure que trois. Dans une fièvre typhoïde nous pourrons, peut-être, amener la maladie à une bonne terminaison, relever le système nerveux abattu, mais pourrons-nous faire que l'affection ne dure que cinq ou six jours? qu'on nous en montre des exemples. C'est une conviction bien établie dans notre esprit que toutes les maladies ont une durée sur laquelle le traitement n'a aucune influence. Nous avons vu la mortalité croître ou décroître, les accidens s'enrayer ou s'aggraver, l'adynamie, l'ataxie s'arrêter ou s'accroître, mais nous n'avons jamais vu qu'une affection ne s'accompagnât pas des différens symptômes que la nature lui a attribués, ou qu'elle ne durât que quelques jours. Et ceci est applicable à toutes les maladies. Souvent, très souvent la thérapeutique est bornée au rôle de spectatrice, ou si elle agit c'est par rapport à la terminaison, jamais par rapport à la durée.

Mais supposez que dans une fièvre typhoïde, fait si composé, surviennent des inflammations intercurrentes, que l'état des forces au lieu de se développer normalement ou s'élève ou s'abaisse trop, alors la scène va changer, la thérapeutique va intervenir avec efficacité et soit en modérant les forces exubérantes, soit en relevant les forces déprimées, elle réagira favorablement. Mais qui ne voit que la thérapeutique n'a d'action dans ces cas que sur les circonstances du fait et non sur le fait lui-même? Les saignées plus ou moins répétées, appliquées à certaines formes de la fièvre typhoïde s'attaquent-elles à la durée de la maladie? non, certainement; sous l'influence des émissions sanguines employées de quelque manière que ce soit, la maladie marche toujours; mais elles peuvent empêcher les ulcérations de se former, elles peuvent abattre le travail phlegmasique qui occupe l'intestin et amener la maladie à une heureuse terminaison. Mais encore une fois, nous ne connaissons pas d'exemple que les saignées aient empêché l'exanthème de se développer.

Après avoir examiné les faits sous les rapports de leur simplicité, de leur composition et de leur complication, a-t-on épuisé les différents points de vue sous lesquels une observation doit être envisagée? non, assurément, et beaucoup de choses restent à faire. Un fait pathologique n'est pas un point mathématique, il a une durée, une fin; il faut que l'observation remonte aux circonstances qui ont précédé le fait, non pas pour leur assigner encore le titre de *causes*, non pas pour les mettre en rapport avec ce qui va suivre, mais simplement pour les constater, pour voir, par exemple, qu'avant la pneumonie, il y a du froid. Qu'on ne s'y méprenne pas, l'induction n'est pas encore appelée à jouer ici le moindre rôle. Parmi ces circonstances, les unes ont précédé le fait d'une manière fortuite; les autres l'ont précédé sans avoir des rapports avec lui; d'autres, enfin, en précédant ce fait l'engendrent.

L'observation, après avoir constaté ces circonstances qui précèdent et qui coïncident, en tient rigoureusement note pour voir si elles ont pu le modifier. Autour d'une maladie existent des circonstances d'air, de température, de saisons, de climats, d'alimentation, d'influences morales, d'âge, de sexe, de constitution, etc.; de toutes ces circonstances, l'observation doit tenir compte, son rôle est de les grouper autour du fait et d'attendre que l'induction et le raisonnement viennent les mettre en rapport avec ce fait. Ce n'est pas tout encore, des circonstances peuvent accompagner un fait qu'il est fort important de noter; d'autres circonstances peuvent suivre un fait, non moins importantes à retenir. Tantôt ces circonstances qui suivent le fait observé ont avec lui un rapport direct comme la suppuration et l'inflammation, par exemple; tantôt elles n'ont plus qu'un rapport éloigné, comme, par exemple, l'apparition des tubercules après une pneumonie; tout cela doit-être soigneusement relaté pour qu'on puisse dire avoir procédé à l'analyse d'un fait, pour qu'on puisse dire avoir institué dans la science un fait complet. Ceci nous amène à dire ce qu'il faut entendre par faits complets et faits incomplets.

Depuis que la médecine existe, chaque époque à la prétention de produire des faits complets, et proclame incomplets ceux qui précèdent. Il y a là une grande leçon fournie par l'histoire; puisque chaque génération agit de la même façon, il y a cent à parier contre un que les générations qui nous suivront jugeront nos observations comme nous jugeons les précédentes. Il est vrai, incontestablement vrai que nous observons mieux que nos devanciers et que nos observations particulières sont mieux faites; notre supériorité sur ce point ne peut être contestée; mais c'est un ouvrage de maçons, et en tant que maçons nous avons un grand avantage sur les maçons qui nous ont précédé.

On ne peut donc ne pas reconnaître que les générations qui se succèdent tendent à observer des faits de plus en plus complets; c'est là le progrès dans les détails. Sous ce rapport, de quelque école que vienne un fait, complet d'abord, il devient incomplet plus tard. De là, la nécessité d'observations toujours nouvelles à laquelle nous sommes condamnés. Il y a des sciences dans lesquelles un certain nombre de faits une fois établis et constatés, plus n'est besoin d'en acquérir d'autres. Il en est bien autrement en médecine ; de nouvelles circonstances surgissent tous les jours qui rendent des observations nouvelles sur le même sujet constamment nécessaires.

Il ne faut pas conclure de ceci que des faits incomplets n'aient aucune valeur. D'ailleurs, qui est-ce qui peut dire posséder un fait complet ? Vous le croyez tel aujourd'hui, il sera incomplet demain. Un fait n'est complet que relativement. Cependant il n'est pas de fait dont on ne puisse tirer quelque parti, sous quelque point de vue, ou qui ne renferme quelque particularité intéressante.

Aucun détail, quelque insignifiant qu'il paraisse, ne doit être repoussé ; tel qu'on accueillait autrefois avec indifférence, jouit aujourd'hui d'une importance marquée. Certes, lorsque, vers l'an 600 avant l'ère chrétienne, les philosophes grecs découvrirent qu'un morceau d'ambre frotté acquiert la propriété d'attirer à lui tous les corps légers qu'on lui présente, il n'était guère permis de prévoir que la cause de ce phénomène serait invoquée pour les plus graves explications, soit inorganiques, soit organiques, et qu'il y avait dans ce phénomène, passé presque inaperçu, le germe de toute une science qui tend à primer dans la nature. En général, nous reculons trop facilement devant un fait que nous avons peine à comprendre, et c'est là une tendance tout-à-fait antiphilosophique.

Il existe une autre série de faits dont nous n'avons pas encore parlé et qui méritent cependant une attention particulière, ce sont les faits *contradictoires ;* on les appelle ainsi parce que les uns affirment ce que les autres nient ; ceux qui affirment sont les faits *positifs*, ceux qui nient sont les faits *négatifs*. Ces deux ordres de faits sont depuis longtemps habitués à se trouver en présence, aussi discute-t-on depuis longtemps sur leur valeur réciproque. Un fait négatif ne peut détruire un fait positif, a-t-on dit. Cette assertion mérite examen. Ici, comme dans toute espèce de discussion, il importe d'établir des distinctions. Il est des cas où un fait négatif doit complétement détruire un fait positif ou réputé tel. Exemple : les couches optiques ont été regardées comme l'organe du mouvement des membres supérieurs ; un grand nombre de faits positifs ont été cités à l'appui de cette opinion qui semblait acquise à la science. Cependant, on a trouvé ces mouvemens abolis alors que la lésion ne résidait pas dans les couches optiques, mais dans tout autre partie du cerveau. Voilà des faits négatifs qui sont venus se heurter contre des faits positifs et qui prouvent que ceux-ci ont été mal observés, ou qu'on s'est trop hâté d'en tirer des conclusions. Dans des cas pareils à ceux-ci, un fait négatif tue un fait positif. — Il est des cas où les faits négatifs n'ont plus la même importance, ce sont ceux où ils sont disposés de telle façon qu'ils ne contiennent pas précisément toutes les circonstances inverses des faits positifs. Exemple : une série d'individus s'expose aux influences d'une maladie contagieuse; les uns deviennent malades, les autres conservent leur santé ; dira-t-on que le fait négatif doit annihiler le fait positif? non, car la contagion inconnue dans son essence et dans son mode d'action est ou doit être influencée par une infinité de circonstances parmi lesquelles l'idiosyncrasie joue un très grand rôle. Il y a donc des faits positifs et des faits négatifs qui peuvent subsister les uns auprès des autres, sans se détruire réciproquement. C'est ce que nous observons tous les jours, et Stoll a dit avec beaucoup de raison que les faits de tous les jours devaient attirer l'attention du médecin, que c'était pour eux surtout qu'on devait étudier la thérapeutique.

Cependant, il y a des faits *rares* qui méritent une grande attention; ces faits sont des exceptions qui se trouvent en face des faits de tous les jours et qui montrent que la nature ne procède pas toujours comme il nous semble qu'elle devrait procéder. Un fait rare peut devenir un fait *exceptionnel*, mais n'est pas nécessairement un fait exceptionnel. Quoique nous proclamions l'importance qu'il y a à ne pas perdre de vue les faits rares, nous devons dire également qu'il faut être très réservé quand il s'agit de les accepter. Plus un fait est rare, et plus il faut de sévérité dans son examen, car plus il y a de chances pour que l'erreur se soit glissée dans l'observation. Il y a une classe de ces faits rares qui méritent plus particulièrement le nom de faits *extraordinaires*. Quelle est la valeur de ceux-ci? il est nécessaire d'en établir deux classes : les uns ne sont pas en désaccord avec les lois de la nature, ils choquent seulement les opinions reçues. Quand, par exemple, on était exclusivement solidiste, un fait qui aurait montré une altération du sang susceptible de produire une maladie, aurait été un fait extraordinaire ; ce sont les faits de ce genre, en contradiction avec les théories régnantes, dont on s'éloigne parce qu'on ne les comprend pas ; nous avons déjà signalé tout ce qu'il y a d'illogique dans cette manière de faire. Les autres sont en désaccord complet avec une des lois de la nature. Il y a telle de ces lois cependant qui n'a pas rencontré un fait exceptionnel ; trouvez un corps qui échappe aux lois de la gravitation ! Mais toutes les lois de la nature ne sont ni aussi connues, ni aussi évidentes que la loi de la gravitation, et nous ne craignons pas de dire que nous ne regardons pas comme *impossibles* quelques faits qui heurtent cependant quelques lois de la nature. Mais, ici, quelle sévérité, quelle rigueur dans l'admission de faits semblables ! Supposez dix faits extraordinaires de même nature ; de ces dix, il y en a neuf dont on parvient à démontrer la fausseté ; le dixième, on ne sait comment le prendre ; l'observateur inspire toute confiance, toutes les conditions se réunissent pour le faire croire vrai, et cependant nous n'hésitons pas à dire qu'il ne doit pas être accepté, à moins qu'il ne puisse se répéter. Ceci est directement applicable à la vision sans le secours des yeux, produite par le magnétisme animal. Un grand nombre de faits de ce genre ont été renversés par examen attentif ; cependant, il y en a quelques uns qu'on n'a pas pu détruire, mais pour admettre ceux-ci, il faut attendre qu'ils se soient multipliés. Ce qu'il ne faut pas oublier, c'est qu'il y a des faits qui appartiennent à certains pays, à certains temps, qui rares à une époque, rares dans une contrée, ne le sont pas dans d'autres.

Les faits peuvent perdre leur pureté sous l'influence des idées systématiques. Une idée qui domine la science modifie les faits de plusieurs façons. Certains faits qui viennent en aide à certaines idées dominantes deviennent tout à coup si communs qu'ils envahissent la science, tandis que d'autres, qui ne sont pas favorables à ces mêmes idées, disparaissent et semblent ne plus exister. Tant il est vrai que pour que l'observation devienne féconde, il faut que certaines vues de l'esprit la dirigent vers tel ou tel point, sans quoi on passera à côté de certains faits sans les apercevoir. Pendant trente années, on n'a observé qu'un seul fait d'altération du sang, et encore ce fait est-il égaré, perdu dans les ouvrages de Bichat, d'où personne n'avait songé à le retirer. N'est-il pas extrêmement curieux de voir un fait aussi important oublié pendant trente ans? Depuis huit ou dix ans que l'attention s'est portée sur ce sujet, les faits analogues se sont multipliés, et aujourd'hui ils tendent à dominer la science. Il est déplorable que les idées systématiques, que des points de vue particuliers placent l'observation dans un horizon circonscrit et rétréci, que sous leur influence des faits soient imaginés et que d'autres bien réels soient rejetés au loin. On l'a dit en style métaphorique, mais bien vrai, très souvent les faits sont observés à travers le prisme de l'idée dominante.

Certains faits se sont transmis de génération à génération malgré leur inexactitude flagrante; en remontant à leur origine, on voit qu'elle a été un point de vue systématique. Pour qui a observé les urines à la fin des maladies aiguës, il est démontré que le sédiment particulier que l'on regardait comme un fait constant n'est rien moins que cela; et cependant ce fait a traversé les siècles, et a été regardé comme fait capital.

Il est triste de dire qu'il n'est guère d'opinion en faveur de laquelle on ne puisse citer un fait; toutes ont des faits qu'elles invoquent; rien d'élastique comme un fait qu'on peut tourner et retourner de mille manières différentes. Nouvelle preuve de la nécessité de faire intervenir l'intelligence pour éclaircir les faits.

Nous ne connaissons rien de plus déraisonnable que cette phrase : Il n'y a rien à dire contre un fait. Et certes si, il y a beaucoup à dire contre un fait, car un fait n'a de valeur que lorsqu'il a été bien interprété, bien retourné. Si vous voulez qu'il n'y ait rien à dire contre un fait, les opinions les plus extravagantes vont vous jeter leur fait que vous serez obligé d'accepter. Et ici que de nombreuses applications nous aurions à faire à la thérapeutique! Voyez ce qui se passe dans le monde; il n'est pas de traitement, quelque absurde qu'il soit, qui ne compte un grand nombre de succès; et notez que ce ne sont pas seulement les gens du peuple qui se laissent prendre, mais aussi des gens qui ont reçu beaucoup d'instruction, qui ont l'habitude d'observer les hommes, mais chez qui manquent des notions de notre science. Eh bien ! beaucoup de médecins sont gens du monde sur ce point. Avant d'avoir assez étudié, l'élève en médecine ne sait pas jusqu'à quel degré certains agents thérapeutiques agissent sur une maladie. Malheur à celui qui n'a vu qu'un seul traitement, qui n'a vu expérimenter qu'un seul agent thérapeutique! Son horizon médical sera extrêmement borné et ses ressources bien souvent infidèles. Ceci est d'une haute importance; on ne peut acquérir de notions certaines sur une méthode thérapeutique que quand on a vu plusieurs méthodes aux prises avec la même maladie.

De tout ceci ressort évidemment la légitimité, l'excellence de cette haute pensée de Morgagni : *Perpendendæ sunt observationes*. Oui, il faut peser les faits, car ils ne méritent droit d'entrée dans la science qu'après avoir subi un rigoureux examen.

Mais l'analyse, l'examen du fait, ne suffisent pas encore, il faut peser, il faut analyser l'observateur lui-même, et cela dans ses qualités morales et dans ses qualités intellectuelles. Écoutons ce beau passage de Bordeu : « L'observateur, ou celui qui » pourrait fournir des observations bien faites, ne se contenterait pas de dire : *j'ai vu, j'ai fait, j'ai observé*, formules avilies » aujourd'hui par le grand nombre d'aveugles de naissance qui » les emploient. Il faudrait que l'observateur pût prouver ce » qu'il avance par des pièces justificatives, et qu'il démontrât ce » qu'il a vu et su voir en tel temps ; ce serait le seul moyen de » convaincre les pyrrhoniens, qui n'ont que trop le droit de vous » dire : *Où avez-vous vu? Comment avez-vous vu?* et, qui plus est » encore, *de quel droit avez-vous vu? De quel droit croyez-vous* » *avoir vu? qui vous a dit que vous avez vu?* » Il faut s'enquérir, non seulement de l'instruction de l'observateur, mais encore de sa moralité scientifique. Un homme bien convaincu d'avoir altéré, d'avoir inventé des faits pour la défense d'une théorie ou d'une méthode thérapeutique, a perdu tous droits à la confiance, et ne mérite pas d'être cru alors même qu'il dit la vérité. Que de travaux, que d'ouvrages frappés de nullité par la mauvaise foi de l'observateur ! Voici sur ce sujet un passage très bien pensé, extrait d'un ouvrage nouvellement publié par un de nos jeunes confrères (1) : « Dans les sciences où on peut parvenir à reproduire identiquement les conditions au milieu desquelles a opéré un observateur, les résultats annoncés peuvent être directement et rigoureusement vérifiés. Ainsi qu'un chimiste donne une analyse du sulfate de baryte parfaitement pur, et indique les procédés qu'il a employés, il est permis à ses confrères de faire un travail absolument identique au sien, et, par suite, de constater l'erreur si elle s'est glissée dans le compte rendu de ses expériences. Rien ne serait donc plus facile que de reconnaître la mauvaise foi si, dans un but quelconque, elle essayait de propager le mensonge. Il est, au contraire, des sciences dans lesquelles l'homme peut bien étudier et constater les phénomènes qui se passent autour de lui, mais jamais, en général, les produire de toutes pièces. Et même, dans le petit nombre de cas où il est maître de leur donner naissance, les circonstances sont tellement variables suivant les sujets, et les causes de ces variations lui sont si peu connues, que jamais il ne peut acquérir la certitude d'avoir opéré dans des conditions absolument identiques à celles qu'a rencontrées un autre observateur. Ici, on ne peut donc plus directement et matériellement démontrer la mauvaise foi ; on peut tout au plus soupçonner le mensonge ; mais, quelque effort qu'on fasse pour le démasquer, il est toujours à craindre que ses effets n'exercent une influence fatale sur les progrès de la science. Ces réflexions pénibles ne sont malheureusement que trop applicables à la médecine ; car comment démontrer, en général, qu'un fait a été volontairement falsifié dans quelques-uns de ses détails, surtout quand déjà des années se sont écoulées depuis sa publication ? Les médecins qui entrent dans la carrière de l'observation, doivent donc, avant tout, se convaincre profondément qu'en pareille matière, il n'est pas de fait indifférent, qu'ils se rattachent tous à des questions de vie et de mort pour leurs semblables, que la mission qu'ils se sont donnée constitue un ministère sacré et d'autant

(1) M. Gavarret, *Principes généraux de Statistique médicale*, p. 113.

plus redoutable, qu'il est placé plus en dehors de tout contrôle et de toute responsabilité directe. Les hommes qui veulent enregistrer leurs travaux dans les annales de la science, ne sauraient trop réfléchir sur ces belles paroles de Zimmermann : « *La plupart des observateurs ont coutume de découvrir le côté affirmatif des choses et d'en voiler le côté négatif; c'est vouer son art à l'opprobre que d'en agir ainsi. Le temps porte son flambeau dans l'obscurité la plus ténébreuse, et l'on aperçoit l'imposture.* »

Toutes les conditions que nous venons d'exposer étant réunies autour d'un fait, lui donnent droit d'entrée dans la science, et, tout isolé qu'il soit, sur la foi d'un homme probe et instruit, il peut avoir un grand poids dans la balance. En général, cependant, un fait isolé n'a pas une grande valeur. Mais dans quelle limite faut-il accumuler les faits? Jusqu'à quel point un fait augmente-t-il de valeur d'après la fréquence de sa production? En un mot, par quel nombre de faits parvient-on à acquérir l'expérience en médecine? Voilà de hautes et importantes questions qui nous semblent avoir été complétement résolues dans l'ouvrage de M. Gavarret, dont nous parlions tout à l'heure, et auquel nous sommes forcés de renvoyer le lecteur, ne pouvant présenter sur ce point que de courtes réflexions.

Pour que la répétition plus ou moins fréquente d'un fait donne à ce fait une plus grande valeur, il faut nécessairement que ce fait soit toujours semblable à lui-même. S'il en est autrement, si les faits ne sont pas semblables, la comparaison deviendra impossible; et ils auront beau se répéter, la répétition n'ajoutera rien à leur valeur. Quelle est la condition la plus favorable pour que les faits soient comparables? Malheureusement c'est la plus rare, c'est-à-dire leur simplicité. Les faits que l'on croit les plus semblables diffèrent souvent dans un grand nombre de points. Plus les faits sont simples, plus on peut les comparer, plus aussi on peut les compter. C'est dans ces cas que la méthode numérique a une grande portée. Au contraire, plus les faits sont compliqués, moins ils sont comparables, et il devient alors impossible de placer les unes à côté des autres, des unités qui finissent par ne plus avoir rien de commun. C'est alors qu'il faut avoir recours à la méthode suivie par M. Louis, c'est-à-dire à l'analyse des faits, car nous avons besoin de dire ici que dans quelques écrits on a prêté à M. Louis un langage bien différent de celui qu'il a tenu. On a dit qu'il se contentait de placer les faits à côté les uns des autres, écoutons cet observateur judicieux : « Les faits exacts étant assez nombreux, il faut en former » un groupe, rapprocher ceux qui, par leur similitude, indi- » quent une même affection, séparer ceux qui offrent des ca- » ractères opposés ; et pour cela, ne pas seulement considérer » les symptômes en eux-mêmes, mais examiner leur marche, » leur durée, leur mode de succession, et les diverses circons- » tances au milieu desquelles ils se sont développés.... Les faits » une fois classés, il faut les étudier ; et, comme pour chaque » maladie on a constaté l'état de toutes les fonctions, de tous les » organes, il faut maintenant étudier tous les symptômes, tous » les organes, dans tous les faits particuliers. Il le faut, parce » que dans une même maladie, on n'observe pas seulement des » lésions ou des symptômes propres à l'organe primitivement » affecté, qu'il en est beaucoup d'autres qu'on rencontre plus » ou moins fréquemment dans les affections les plus diverses, » et sans lesquels on n'aurait évidemment qu'une idée bien im- » parfaite de la maladie (1). » Assurément, cette manière d'envisager la question est bien opposée aux principes de ceux qui préconisant une statistique brute et inintelligente, se contentent d'aligner des chiffres et puis de conclure sur des données si peu scientifiques. Mais peut-on toujours isoler les différentes circonstances d'un fait, et tous les faits, de quelque nature qu'ils soient, peuvent-ils être comptés ? Voilà le nœud de la question. Nous croyons qu'il y a des faits qui, par suite d'une analyse exacte, peuvent être comparés et comptés de manière à arriver à des résultats acceptables pour la science ; mais nous croyons aussi qu'il y en a d'autres qui, dans l'état actuel de nos connaissances, présentent une telle complication que leurs circonstances variables, mobiles, fugitives, délicates, rendent leur rapprochement tout à fait impossible, sous peine, en mettant en rapport des faits complétement discordans, d'arriver à des ré-

(1) Louis, *Mémoires de la Société Médicale d'observation*, t. I, p. 34.

sultats déplorables. Mais, dira-t-on, au milieu des circonstances mobiles, changeantes, d'un fait, n'y en a-t-il pas de constantes? Et, si cela est, ne peut-on pas les comparer et les compter? Oui, mais à une seule condition : c'est qu'on agira sur une énorme quantité de faits, parce qu'alors les circonstances changeantes deviennent accessoires, les principales restant les mêmes. Toutes les fois qu'on a voulu appliquer la méthode numérique à des faits très compliqués, on n'est arrivé qu'à de mauvais résultats, parce qu'on n'a opéré que sur des quantités infiniment trop petites.

Le cas où il faut peser et compter les causes extérieures des maladies, les considérations d'âge, de sexe, les symptômes dont on a à faire ressortir l'importance, le mode de développement, la prédominance, l'existence constante ou variable, la durée; les lésions anatomiques pour en déterminer le siége, l'étendue, le développement, voilà certes un assez vaste champ d'exploration pour la méthode numérique. Mais son application à la thérapeutique ne sera légitime qu'autant que l'on prouvera qu'au milieu des circonstances changeantes des faits, il y en a de constantes. Prenons la fièvre typhoïde, par exemple, et voyons ce que la statistique, appliquée à la thérapeutique de cette maladie, a produit. Dans un rapport, lu en 1837 à l'Académie de médecine, sur le mémoire de M. Delarroque, concernant l'emploi des purgatifs dans cette maladie, on trouve : « sur 372 individus atteints de fièvre typhoïde et traités par des méthodes diverses, mais dans des proportions de nombre très différentes, 52 sont morts. La mortalité moyenne de ces 372 cas se trouve donc être un peu moins d'un septième, et de plus elle s'établit, ainsi qu'il suit, dans les diverses méthodes de traitement :

Simples délayans. . . . mortalité $\frac{0}{0}$,

Évacuans seuls. . . . . . . . $\frac{1}{7}$,

Émissions sanguines seules peu abond. $\frac{1}{4}$,

Émissions sanguines et évacuans. . . $\frac{1}{3}$.

Avec ces résultats, instituerons-nous la science? Non, messieurs, parce que dans les faits qui ont produit chacun d'eux, il n'y a pas de parité suffisante à établir, ni quant au nombre, ni quant à la nature.... Pour bien établir encore de quelles précautions il est nécessaire de s'entourer lorsqu'on fait de la statistique en thérapeutique, permettez-nous de vous citer un autre résultat publié à Londres, en 1780, par Clarke, dans un recueil d'observations sur les fièvres continues. De 1777 à 1779, il traita dans le dispensaire de cette ville 203 individus atteints de fièvre continue, ayant tous les caractères des diverses formes de notre fièvre typhoïde, grave ou légère (Les observations particulières en font foi); eh bien ! sur ce nombre de 203, Clarke perdit seulement six malades; c'est-à-dire un sur 33 environ ! succès sans doute bien autrement grand que ceux dont il est question dans nos modernes statistiques. Maintenant, comment les traitait-il? Aucun de ces malades ne fut saigné, excepté deux ou trois qui avaient une complication phlegmasique dans les poumons. Tous prirent dans les premiers temps de leur maladie, un ou deux émétiques; ils furent ensuite soumis à l'usage de simples boissons délayantes, et, plus tard, tous, sans exception, prirent du quinquina. Si l'on ne s'en rapportait qu'au chiffre, ce serait donc le meilleur traitement. Mais c'est que ce n'est point ainsi qu'il est raisonnable de procéder. Quand même les chiffres diraient le contraire, nous ne saurions nous persuader qu'aux nombreuses variétés de la fièvre typhoïde convienne toujours le même mode de traitement.... Nous craignons bien que dans cette circonstance, comme dans beaucoup d'autres, les majorités n'aient pas toujours raison; et que, dans cette sorte de lutte à coups de chiffres, on n'arrive à aucun résultat, si on ne procède avec le plus sévère esprit d'analyse. En effet, sans cesse on opère sur des quantités qui ne sont pas de même nature; et si l'on ne tient pas compte de cette circonstance, ne doit-il pas en résulter la plus complète des déceptions? Est-ce à dire que la statistique ne peut pas rendre de très réels services? Loin de nous une telle pensée; mais si vous ne voulez pas la compromettre, ne lui demandez que ce qu'elle peut actuellement donner, et alors la méthode numérique, employée avec sagesse et discernement, ne cessera pas de rester, dans les limites possibles de son application, la plus sûre méthode que puisse employer le médecin pour distinguer le vrai du faux, le certain de l'incertain (1).»

L'application de la statistique à la thérapeutique soulève une question plus grave encore, c'est la question des minorités. La statistique vous dit, par exemple, sur 100 cas, 80 ont guéri par une méthode; donc, quand des faits de la même maladie se reproduiront, vous agirez de la même manière. C'est très bien, mais que faites-vous des 20 cas qui n'ont pas guéri? Pourquoi n'ont-ils pas guéri? comment distinguer un cas de la minorité, d'un cas de la majorité? Par le résultat, dites-vous? nous voilà bien avancés, au lit du malade! Tant que la statistique ne nous aura pas indiqué comment il faut s'y prendre avec les minorités, elle n'aura qu'une valeur fort problématique dans l'appréciation des méthodes de traitement. Car enfin ces minorités subsistent, vous ne pouvez les détruire ni empêcher que le médecin ne vienne s'y heurter. D'ailleurs, combien de circonstances qui de la majorité peuvent faire la minorité, *et vice versâ*! Pour ne parler que du nombre seulement, qui vous dit qu'une observation plus longue, et une plus grande accumulation de faits ne changeront pas complètement la face du problème?

Voilà, très sincèrement, ce qui nous semble de l'application de la statistique à la médecine. N'oublions jamais que s'il est nécessaire de compter les faits, il est plus nécessaire encore de les peser, qu'il est indispensable aussi d'apprécier l'observateur. Et ici se présente une réflexion pénible, mais importante, c'est que si les hommes qui ne méritent aucune confiance emploient la méthode numérique, ils seront beaucoup plus dangereux que s'ils employaient la méthode que nous appellerions, méthode par approximation. Ce luxe de chiffres et de calculs jette un certain vernis scientifique qui impose au vulgaire, et combien de gens qui n'ont dans leur bagage qu'une addition basée sur un mensonge!

Il nous reste à examiner un point capital qui se rattache aux

(1) *Bulletin de l'Académie royale de médecine*, t. I, 1837. (*Rapport de M. Andral.*)

considérations fournies par l'observation envisagée d'une manière générale : quelles sont les différentes manières d'employer l'observation pour l'avancement de la science?

En considérant la médecine dans son histoire, il nous semble que dans tous les temps il y a eu deux manières de mettre en œuvre l'observation. Tantôt on a publié un nombre plus ou moins considérable de faits particuliers, tantôt on n'a donné que les résultats de ses observations sans publier les faits. Que l'on suive l'un ou l'autre de ces procédés (et nous verrons tout à l'heure celui qui nous semble le meilleur), il est une condition à laquelle nul ne peut se soustraire, c'est celle de recueillir les faits soi-même, jour par jour, par écrit, d'en recueillir le plus possible, les plus détaillés possibles, et sans but, sans prévision du résultat, sans desir préconçu d'arriver là ou là; cette dernière condition est de la plus haute importance. Ainsi doit agir le médecin qui cherche à s'instruire et qui est véritablement desireux d'apporter son contingent à notre budget scientifique. Quelle que soit la position du médecin, quelque illustration qu'il ait acquis par ses travaux, il n'en doit pas moins continuer à recueillir des faits, comme un élève, parce que la science est immense, infinie, et que les connaissances qu'il acquiert aujourd'hui peuvent modifier ses convictions d'hier. Maintenant, la question grave est celle-ci : tous les faits recueillis doivent-ils être publiés avec tous leurs détails? Des personnes très recommandables disent que cela est nécessaire, et qu'on ne peut faire avancer la science qu'en agissant ainsi. Nous ne partageons pas cette opinion. Nous ne croyons pas à la nécessité de publier tous les faits recueillis et nous pensons que quelques faits modèles, pris dans toutes les cathégories, sont suffisans à la démonstration de la plupart des problêmes de la médecine. Mais, dit-on, en procédant ainsi, comment donne-t-on la preuve des résultats généraux auxquels on est arrivé? cette preuve peut-elle ressortir autrement que des faits particuliers? Cette preuve, il faut la chercher dans la moralité de l'auteur, dans sa capacité, dans son instruction. Tel livre contient cent observations qui ne nous inspire aucune confiance, tandis qu'un autre qui n'en contiendra que dix nous en inspire beaucoup. Il faut le dire, on a poussé de nos jours le luxe des observations jusqu'à l'abus. La plupart des livres qui se publient aujourd'hui se composent d'une série d'observations enfilées les unes au bout des autres ; quelques réflexions par là dessus, et puis voilà un ouvrage ! mieux vaut cent fois ne publier que quelques faits modèles, car nous ne voyons pas que publier des faits soit une garantie plus forte que de publier des résultats généraux.

La littérature médicale a été faite par deux ordres d'auteurs. Les uns sont les collecteurs d'observations ; ils remontent à Hippocrate et arrivent jusqu'à nos jours, et leurs observations, suivant les progrès de la science, sont de plus en plus complètes en descendant les âges. Les autres n'ont pas publié de faits particuliers ; ils ont résumé ce qu'ils avaient vu ; ils ont fait des tableaux de maladies en ne faisant ressortir que les faits saillans dont ils ont tiré des règles de thérapeutique. Il y a eu parmi ceux-ci des hommes médiocres et des grands hommes ; les grands observateurs ont été des hommes qui, par la justesse de leurs vues, nous ont donné des garanties de ce qu'ils avaient avancé, et par la fidélité de leurs descriptions, et par l'énergie de leurs tableaux. Pour citer quelques exemples, le tableau de la phthisie présenté par Aretée est frappant de vérité. Rhazès a parfaitement bien décrit la variole. Sydenham, après avoir vieilli dans la médecine pratique, a esquissé les traits saillans des maladies qu'il avait observées, et ses descriptions, dont nous admirons encore l'étonnante fidélité, ne sont pas accompagnées des observations particulières qu'il rencontrait dans sa pratique. D'un trait de génie, il réforma le traitement de la variole, et cela sans compter tant d'observations pour, tant d'observations contre la médication qu'il proposa. C'est Sydenham qui le premier a signalé les dangers du mot *malignité* des maladies. Huxham n'était pas non plus un collecteur d'observations, et cependant tout ce que nous disons sur la fièvre typhoïde, tout ce que nous répétons depuis tant d'années se trouve dans Huxham. Un grand observateur, un des meilleurs auteurs qu'ait produits la médecine, Pringle, qui a passé sa vie au milieu des camps et des armées, a tracé des tableaux pleins d'une énergique vérité, sans une seule observation particulière. Lind, qui avait passé une grande partie de sa vie sur les vaisseaux anglais, mit à profit cette position spéciale et publia d'excellens travaux sur le scorbut. Torti, dont tout le monde connaît l'excellent ouvrage sur les fièvres intermittentes, nous a transmis les résultats de son expérience, mais ne nous a pas fait connaître par combien d'observations il était arrivé à la connaissance de ces faits. Broussais, avec son coup d'œil d'aigle, a vu les maladies irritatives de la poitrine, de l'abdomen, etc., il en a tracé l'histoire, et ses règles thérapeutiques nous asservissent encore. Est-ce aux observations répandues dans son livre des *Maladies chroniques* qu'il faut attribuer l'importance de cet ouvrage? Non, elles ne sont plus au niveau de la science, et d'ailleurs avant elles, il y a la main du grand-maître, le pinceau du grand observateur; ce sont ses pages et non ses observations qui ont été la cause de la révolution que Broussais a faite en médecine, et dont nous avons été les témoins et les acteurs. Suivez-le quand il parcourt le nord de l'Italie, l'Allemagne, quand il dessine à grands traits la marche particulière des maladies; je vous défie de faire ressortir de pareils détails de vos observations particulières. Aussi Broussais ne s'est-il pas jeté dans des faits de détail dont il n'aurait pas pu faire jaillir ses admirables considérations. Enfin, et pour en finir avec cette esquisse rapide, au milieu de nous est apparu un immortel ouvrage, le *Traité de l'Auscultation*. Comment a-t-il été fait? Est-ce que tout bonnement il se compose d'observations particulières? Non, elles disparaissent, ces observations, devant les admirables descriptions tracées par Laennec. Rayez les observations de cet ouvrage, la médecine n'y perdra rien; les élèves en font de pareilles. Mais peu d'hommes feront des ouvrages comme ceux de Laennec et de Broussais.

### III. — De l'expérimentation.

La connaissance des faits ne s'acquiert pas seulement par la simple observation, elle s'acquiert aussi par un autre procédé qui porte le nom d'*expérimentation*. Dans l'observation, comme dans l'expérimentation, l'esprit est actif, sans doute, mais dans cette dernière, il l'est plus que dans la première. L'homme qui veut connaître la vérité ne se met pas seulement en face d'un fait tel que la nature le présente, il provoque ce fait, il le produit. Donc, l'essence de l'expérimentation est de produire, est de provoquer les phénomènes.

L'expérimentation a des avantages et des inconvéniens. Ses avantages, les voici : le phénomène que l'on provoque est ainsi étudié autant de fois que l'on veut, car on peut le répéter à volonté. De plus, le phénomène ainsi produit s'isole, dans notre travail, de tous les phénomènes qui marchaient avec lui dans le fait naturel, qui l'obscurcissaient, qui empêchaient qu'on ne le vît dans toute son extension. De plus, par l'expérimentation, il nous est loisible de mettre les phénomènes en rapport avec les circonstances diverses qui peuvent exercer sur lui quelque influence ; on le place enfin dans toutes les conditions de sa production et de sa manifestation. Ces avantages sont assez grands pour que, si l'expérimentation les présentait toujours, elle dût être préférée à l'observation et la remplacer toutes les fois qu'elle serait praticable. Mais elle a aussi des inconvéniens graves auxquels il faut prendre garde. Quand on produit un phénomène, il peut, dans un très grand nombre de cas, n'être pas semblable au phénomène tel que la nature nous le présente; d'où il suit que l'induction qu'on en tire est incertaine et contestable. Ces avantages et ces inconvéniens sont plus ou moins marqués, selon les sciences dans lesquelles l'expérimentation est praticable. Dans quelques unes, les avantages l'emportent; dans quelques autres, c'est l'inverse. Examinons rapidement quel profit plus ou moins grand les diverses sciences naturelles retirent de l'expérimentation; sans cela, nous ne pourrions comprendre à quel titre l'expérimentation doit être introduite en pathologie.

Dans toutes les branches des connaissances naturelles, l'expérimentation n'est pas possible. Chose singulière! la science qui est aujourd'hui le modèle des autres et la plus complète, est la seule dans laquelle l'expérimentation ne puisse avoir lieu; je veux parler de l'astronomie. En astronomie, on ne peut qu'observer; on mesure les angles, on calcule les temps, mais pas d'expériences possibles. Ce sont même des observations assez limitées qui font la base de la science. Comment se fait-il qu'avec sa seule intelligence et l'observation, l'homme ait ainsi construit la plus achevée des sciences? C'est que les faits dont s'occupe l'astronomie sont très simples, très peu compliqués. L'expérimentation est surtout utile dans les cas où les phénomènes sont complexes, se heurtent les uns avec les autres; car alors l'expérimentation a l'avantage de séparer toutes ces circonstances qui se nuisent.

Il faudrait se garder de conclure de ce fait singulier contre l'utilité de l'expérimentation. Si, d'une part, nous voyons la plus avancée des sciences physiques arriver à la perfection sans le secours des expériences; d'autre part, nous en voyons d'autres dont l'état d'imperfection est due à ce qu'il n'est pas possible d'en instituer beaucoup. Tel est le cas de la météorologie, qui est peut-être la moins avancée de toutes, et dans laquelle on ne peut marcher qu'à l'aide de l'observation et des phénomènes, dont il faut attendre la production. Mais, dira-t-on, pourquoi est-elle moins avancée que l'astronomie, qui se trouve dans le même cas? C'est qu'en astronomie les faits sont très simples; en météorologie, au contraire, ils sont très compliqués. Pour constater un fait, dans cette science, il faut souvent un temps immense. M. Arago a eu besoin de compulser cinquante années, pas moins, d'observations, pour démontrer telle ou telle influence de la lune sur tel phénomène.

Il suit de cela que l'expérimentation doit être employée partout où elle peut l'être. Un philosophe, Reid, a dit avec raison que par l'expérimentation on acquiert en peu de temps une connaissance beaucoup plus étendue des lois de la nature que celle que des siècles d'observation accidentelle pourraient donner. Cette pensée, remarquable et très nette, mérite quelques développemens, et n'a pas la même valeur appliquée à toutes les branches des sciences naturelles. Apprécions cette valeur dans les branches suivantes de nos connaissances, physique, chimie, physiologie, pathologie et thérapeutique.

Je l'ai déjà dit, l'expérimentation est d'autant plus utile dans une science quelconque que cette science s'occupe de faits plus compliqués, plus complexes. Si la question se réduisait là, nous devrions conclure que la pathologie et la thérapeutique sont les deux sciences dans lesquelles les expériences ont le plus d'importance, tandis que chez elles, au contraire, elles doivent céder le pas à l'observation. Il y a un certain degré de combinaison, de complexité des phénomènes, qui rend l'expérimentation de moins en moins sûre. Il existe des sciences où l'on peut isoler les phénomènes sans les altérer. Dans d'autres, ces phénomènes, dès qu'ils sont touchés par l'expérimentateur, ne se reproduisent plus de même que la nature nous les montre. Ces nuances sont délicates; mais nous les croyons indispensables à connaître. Comparez l'astronomie et la physique. Dans la première, faits simples, observation suffisante. Dans la physique, phénomènes plus complexes; mais, heureusement, l'expérimentation est possible en physique; par bonheur, il arrive que les différens phénomènes qu'elle est chargée d'étudier peuvent parfaitement bien, dans la plupart des cas du moins, s'isoler, se séparer les uns des autres, sans s'altérer en aucune façon. On parvient à étudier isolément les différentes propriétés des corps, soit leurs propriétés générales, soit leurs propriétés particulières, et l'on reproduit chacune de ces propriétés; on provoque leur manifestation dans tous leurs rapports avec les autres corps, et l'on a ainsi une histoire complète. Supposez un instant que la physique dans toutes ses branches, ou à peu près, fût réduite à l'observation pure, elle serait encore dans l'enfance, elle n'existerait pas. C'est la physique qui est le triomphe de l'expérimentation.

Pas de chimie sans institution d'expérience. En physique, on peut encore observer et trouver par l'observation certains phénomènes. En chimie, on ne s'arrête pas aux surfaces, il faut que les corps soient décomposés en leurs élémens, ou simples, ou composés; sans expériences, pas de chimie possible. Mais jusqu'à quel point, dans cette science, cette condition indispensable mène-t-elle à des résultats certains et acceptables, sans hésitation? Ici deux groupes bien tranchés à établir; d'abord, le groupe de la nature inorganique, l'expérimentation s'attaque à tous les corps du règne, les réduit en leurs élémens, et prouve en les recomposant qu'elle ne s'est pas trompée; elle défait et refait ensuite, par exemple, le sulfate de chaux, etc. La chimie est donc merveilleusement avancée sur ce point, quoique encore elle ne soit pas arrivée à son dernier mot. Mais la question change dès que les expériences ne s'exercent plus que sur des corps organiques; de graves difficultés se présentent. En chimie organique, les corps que l'on soumet aux expériences, que l'on analyse pour en connaître la composition, se réduisent en des élémens, qui, très souvent, ne sont plus ceux qui constituaient réellement ces corps; les exemples seraient innombrables à citer. Il est bien clair que, dans les corps vivans, l'oxygène, l'hydrogène et l'azote, n'existent pas à leur état naturel, mais bien dans certaines combinaisons. L'analyse nous les montre, mais non plus tels qu'ils étaient dans les corps organiques. Dans cette partie de la chimie animale, les élémens sont plus compliqués, d'où il résulte une plus grande difficulté d'isolement. Autre chose très curieuse. Dans la chimie inorganique, les corps sont toujours semblables à eux-mêmes, quant à leur composition; dans la chimie organique, chaque élément est identique, mais dans tous les corps, ils varient continuellement, quant à la proportion, quand à l'existence même. Cette variation a lieu selon l'état de santé ou de maladie, suivant une foule de circonstances physiologiques, etc. Vous voyez donc que les expériences, dans ce cas, ne peuvent s'attaquer qu'à des faits individuels.

Devant de pareilles difficultés, les chimistes habiles qui instituent devant nous la chimie organique ont proclamé souvent que, pour arriver à des résultats d'expériences qui produisent quelque certitude, il est très important qu'on n'ait recours qu'à des procédés simples qui altèrent le moins possible ces corps organisés. Plus le procédé sera simple, plus nous arriverons près de la vérité.

S'il nous était possible de passer en revue quelques uns des résultats de la chimie organique, nous verrions que, par exemple, plus un liquide est compliqué dans sa composition, plus sont contestables les résultats de son analyse. Comparez ce qu'elle a fait sur l'urine et sur le sang. Ce qu'il y a de mieux connu dans la composition du sang, la seule chose qui soit à tout jamais acquise à la science, c'est ce que la simple inspection a fait voir, c'est-à-dire les globules découverts par le microscope, globules que la vue n'altère pas et qui se montreront toujours tels qu'ils sont aujourd'hui. Il y a en chimie organique tant de difficultés dans l'expérimentation, que vous voyez sans cesse les chimistes attribuer à tel liquide des principes qui sont tout bonnement le résultat de l'expérience. Tiedmann et Gmelin, si célèbres par leurs analyses de chimie organique, ont admis dans la composition de la bile l'existence de corps que M. Dumas a reconnu depuis avoir été produits de toutes pièces par l'expérience. Il est si difficile de reproduire les phénomènes tels que la nature les a développés, que souvent le corps qui paraît le plus semblable à un autre en diffère complètement. Voyez, par exemple, la matière colorante du sang, l'hématosine, que la chimie isole, et qui, ainsi isolée, offre des ressemblances très grandes avec celle du sang; eh bien, elle ne rougit pas à l'air, elle ne prend plus la teinte vermeille du sang artériel quand l'oxigène vient la frapper. Donc, elle est décomposée, donc, elle n'est plus la même que lorsque le sang, exposé à l'air libre dans un vase ouvert, prend une teinte rutilante à la surface du caillot. Autre circonstance capitale: dans la chimie inorganique, vous défaites et refaites un corps; analyse et synthèse sont chose souvent possible. Dans la chimie organique : analyse difficile, synthèse presque toujours impossible. Les principes immédiats que l'on a pu jusqu'à présent reproduire, sont les plus simples, en sorte que l'exception prouve la règle.

En physiologie, les difficultés s'accroissent encore; un autre élément surgit ici que vous n'aviez pas en chimie organique, car les corps organisés soumis aux expériences étaient morts, et cet élément nouveau de difficultés nouvelles, les forces vitales, n'existaient plus. En physiologie, elles se dressent toujours présentes devant l'expérimentateur. Ici, tous les phénomènes s'enchaînent, et vous ne pouvez toucher à l'un sans que les autres ne s'altèrent ou s'ébranlent. Instituez-vous une expérience pour découvrir un phénomène qui se passe au sein d'un corps vivant? Toutes les grandes fonctions sont dérangées dans leur mode de manifestation; du sang est perdu en plus ou moins grande quantité, il ne suit plus dans les vaisseaux son cours régulier et normal, et sous l'influence de la terreur, de la douleur, il se ralentit ou s'accélère; les sécrétions s'altèrent; sur le point surtout où vous avez porté l'instrument, il y a appel des fluides, appel de la sensibilité, et la grande propriété vitale, l'excitabilité, est mise en jeu; vous produisez, en définitive, une hypérémie active ou inflammation. En quelque point que vous touchiez un être vivant, son système nerveux est là qui répond par des désordres de mouvemens, par des altérations de sensibilité, et qui se jette à travers les phénomènes que vous voulez produire. Donc, le phénomène que vous représentez isolé n'est pas, en réalité, isolé, parce que dans l'organisme un point ne peut être touché sans que l'ébranlement ne porte sur l'organisme tout entier. Il est des cas, cependant, dans lesquels l'expérimentation jette sur la physiologie beaucoup de lumières, et certaines expériences sur les animaux vivans sont des moyens puissans pour arriver à la connaissance des phénomènes physiologiques.

Mais quand on essaie d'appliquer ces connaissances à la pathologie, il y a toujours un contrôle à exercer. Les expériences instituées en physiologie ont pour but d'éclairer les phénomènes pathologiques, et cela arrive dans beaucoup de cas. Il y a des altérations de fonctions que les expériences sur les animaux vivans peuvent déterminer et expliquer par les lésions qu'a produites l'expérimentation. Ces lésions se trouvent plus ou moins souvent sur l'homme malade. Les travaux expérimentaux sur la cinquième paire de nerfs ont été le point de départ de la pathologie de ces nerfs. On ne saurait absolument rien sur ce sujet, si les expériences n'avaient fourni des données déjà certaines. C'est par elles que les fonctions spéciales de la portion dure de la septième paire ont été constatées, et que certains faits pathologiques ont pu être expliqués et connus. Dans d'autres cas, les expériences sur les animaux vivans développent des phénomènes, créent des altérations correspondantes à certaines lésions que la pathologie constate dans l'homme. Mais ici, à côté des faits positifs, se rencontre un certain nombre de faits négatifs; ce qui démontre la nécessité de soumettre toujours au contrôle de la clinique les faits de physiologie expérimentale.

En pathologie, l'expérimentation n'a ni la même valeur, ni la même puissance que l'observation. Mais, elle peut rendre quelques services en produisant, sur des animaux vivans, des maladies artificielles que l'on compare ensuite aux phénomènes naturels. On a injecté du pus dans les veines, et on a vu des accidens que l'on a pu comparer avec ceux qui surviennent dans les cas où la lésion du sang se produit spontanément. Par l'expérimentation en pathologie, on peut étudier un certain nombre de causes de maladies, par exemple, toute la classe des intoxications, et je prends ce mot dans son acception la plus large, comme l'introduction dans le sang, des miasmes, des virus, des venins. Elle peut encore jeter quelque lumière sur l'influence des agens extérieurs, sur la production des maladies. Ainsi on soumet des animaux à l'influence prolongée de certains degrés de froid, à l'humidité, à une certaine alimentation exclusive, etc., et il y a dans les expériences de cette nature de grandes ressources à espérer pour la pathologie. La nature et le siége des maladies peuvent aussi être éclairés par l'expérimentation. Ainsi, l'on a fait et l'on fera encore de nombreuses expériences sur le sang des animaux vivans; on introduira de nouveaux élémens dans le sang, on changera la proportion de ces élémens, etc. On verra qu'en soustrayant une certaine quantité de fibrine, on provoque des épanchemens au sein des tissus; en augmentant la viscosité du sang, on produira des phénomènes d'ordre tout opposé, comme pour l'un et l'autre cas l'a expérimenté M. Magendie. L'analogie nous montre ici une grande ressemblance entre les phénomènes qui se développent dans le cours des typhus, du scorbut, et se qui se voit quand le sang a été altéré par l'introduction du pus dans les veines d'un animal. On peut encore étudier par l'expérimentation un certain nombre d'altérations anatomiques. Que sait-on d'un peu positif sur ce qui se passe dans la trame d'un tissu enflammé, si ce n'est ce que nous ont appris les recherches faites sur les animaux vivans? Le peu que nous savons sur les altérations dans la composition du sang vient de cette source. On a rencontré chez certains cadavres des perforations de l'estomac, qui n'ont pu, en aucune manière, être soupçonnées pendant la vie. Hunter rencontra cette lésion chez un homme mort de faim, et pensa que le suc gastrique n'ayant pu agir sur aucune substance alimentaire, avait usé, corrodé les parois de l'estomac. L'explication de ce fait resta négligée pendant de longues années. Carswell, pour rechercher la cause des phénomènes, tue des animaux pendant qu'ils digèrent, et qu'observe-t-il? c'est que tous les points avec lesquels était en contact la pâte chymeuse sont amincis, il y a destruction partielle, puis perforation des tuniques de l'estomac. Cette perforation se fait, pour ainsi dire, sous les yeux mêmes de l'observateur.

Il est donc un certain nombre d'altérations pathologiques dont l'expérimentation peut rendre compte. Elle peut produire l'inflammation, la suppuration; mais elle ne produit pas à volonté de fausses membranes, des tubercules, des cancers, des hydatides, etc. Il faut là quelque chose de spécial, qui s'ajoute à l'influence de l'expérimentation, qui se borne à une influence d'irritation. Il est vrai que quelquefois la nature se charge d'expérimenter pour nous; dans certains pâturages humides, les moutons qu'on y renferme succombent en présentant des productions hydatiformes. N'oubliez jamais qu'en pathologie, l'expérimentation doit être subordonnée à l'observation.

Il y a des cas où l'expérimentation s'exerce sur l'homme même. Ici, une réserve extrême est de rigueur, et le blâme doit être déversé sur les médecins qui expérimentent sur les malades, sans être sûrs que cette expérimentation n'aura aucun mauvais résultat. Ces expérimentations ont eu lieu surtout pour les questions de contagion de la peste, de la fièvre jaune, de la syphilis. Mais ces expériences, ayant pour but de jeter quelques lumières sur des phénomènes complexes, ont toujours été incomplètes, et pour qu'elles eussent quelque valeur et qu'on en pût tirer quelques conséquences, il fallait absolument se placer dans les mêmes circonstances que les individus atteints de ces maladies, circonstances qui sont inconnues.

Voyons maintenant la valeur de l'expérimentation en thérapeutique.

L'expérimentation, en thérapeutique, peut s'exercer de plusieurs manières. La plus ordinaire est celle que l'on institue sur les animaux. Quel but se propose-t-on par elle? Celui de constater l'action physiologique des médicamens, c'est-à-dire l'action qu'un médicament quelconque exerce sur les différentes fonctions, ces fonctions étant supposées s'accomplir à l'état normal alors que le médicament est mis en contact avec l'organisme. Ce procédé est fort utile ; on arrive par là à de fort bons résultats qui peuvent singulièrement éclairer le médecin, quand il cherche à les appliquer à l'homme malade ; ce travail expérimental peut aussi se faire sur l'homme sain ; on peut ingérer des médicamens et en observer les effets ; cela a été fait souvent. Les résultats que l'on obtient ainsi peuvent conduire à la connaissance d'un certain nombre d'effets thérapeutiques.

Il y a ici une distinction utile à établir. Pour tous les médicacamens, on ne peut pas conclure de leur influence sur l'action physiologique à leurs propriétés thérapeutiques, et tous, à l'état de santé, ne produisent pas des phénomènes que l'on retrouve dans l'état de maladie. Il en est d'autres, au contraire, dont l'action physiologique est identique, pour ainsi dire, à l'action thérapeutique, et dont l'expérimentation à l'état normal est confirmé par l'état pathologique. L'opium, par exemple, expérimenté sur l'homme ou l'animal sains, provoque le sommeil et engourdit la sensibilité. Ne s'ensuit-il pas que l'opium doit être administré dans les excitations anormales de la sensibilité ? De même pour la belladone qui, dans l'état sain, exerce une action spéciale sur l'œil, affaiblit la vue et cause la dilatation de la pupille, et dont on utilise tous les jours en thérapeutique cette action spéciale. De même de l'iode et de son action atrophiante, de la digitale et de son influence sur la circulation, de la noix vomique et de son action sur la moelle épinière, etc. Nous voyons, par ces exemples, que l'expérimentation peut nous conduire directement à la connaissance des effets thérapeutiques, lorsque les actes morbides qui se sont développés consistent seulement dans des modifications, soit en plus, soit en moins, des actes de la santé.

Mais les phénomènes qui se développent dans les maladies sont tout autre chose que des modifications des actes de la santé, ce sont des phénomènes tout nouveaux, tout particuliers. Qu'est-ce qu'il y a de commun entre un phénomène physiologique et une fièvre intermittente ? Entre un phénomène physiologique et les effets auxquels donne lieu l'introduction du virus syphilitique dans nos tissus ? Aussi, dans les cas où ces phénomènes tout nouveaux sont ainsi créés par la maladie, la thérapeutique qui leur est applicable ne nous est plus révélée par l'expérimentation, dont on ne peut rien conclure. Administrons du quinquina à un sujet bien portant ; il modifiera l'action de l'estomac, il donnera du ton, il développera certains phénomènes qui pourront être utilisés pour la thérapeutique dans les pertes d'appétit, dans les faiblesses d'estomac, etc. ; mais expérimentez le quinquina de toute manière, jamais vous ne donnerez une fièvre intermittente, jamais l'étude du quinquina sur l'homme sain ne vous conduira à établir ses plus précieuses vertus thérapeutiques, ses vertus antipériodiques. Il faut arriver d'emblée à l'observation pathologique. Il en est de même du mercure, dont les propriétés antisyphilitiques ne peuvent pas même être soupçonnées par son action physiologique. Vous voyez de quelle importance il est, dans l'expérimentation thérapeutique, de tenir compte de ces distinctions capitales, action physiologique, action pathologique d'un médicament.

L'expérimentation thérapeutique peut encore s'exercer sur l'homme malade et chercher à provoquer un certain nombre de phénomènes qui auront plus ou moins d'influence sur l'état morbide. Ces expériences doivent être faites avec la plus grande réserve et ne sont permises que quand on connaît la maladie, d'une part, et, d'autre part, le médicament que l'on manie. Dans des mains habiles et prudentes, ce mode d'expérimentation peut avoir de fort bons résultats ; c'est l'intermédiaire entre l'expérimentation et l'observation ; mais c'est aussi le plus difficile, et celui que nous plaçons à l'échelon le plus élevé.

### IV. — De l'induction, du raisonnement et de l'analogie.

Nous venons d'étudier l'observation et l'expérimentation, et toutes les conditions qui les rendent fructueuses. Nous allons aborder un sujet plus difficile et non moins important, à savoir, le rôle que joue et que doivent jouer l'*induction* et le *raisonnement* dans notre science.

Nous l'avons déjà dit, dans l'observation comme dans l'expérimentation, l'esprit est actif, plus dans celle-ci que dans celle-là; mais il est impossible qu'un degré d'activité plus ou moins grand n'existe pas. Très souvent l'observation n'est possible que lorsqu'on est, à l'avance, averti des faits que l'on veut observer, et sans cet avertissement ces faits passeront inaperçus. Tous les jours, nous sommes témoins de faits qui ne nous frappent pas, que nous n'apercevons même que lorsqu'une circonstance quelconque nous avertit de leur possibilité et de leur existence. Dans l'expérimentation, très souvent, on commence par supposer les faits que l'on veut chercher. On dit : telle chose peut ou doit être, et l'on demande à l'expérimentation si, en effet, l'esprit a deviné juste. C'est, en effet, qu'on observe ou qu'on expérimente, l'esprit agit sans cesse, il raisonne. Vainement a-t-on voulu séparer ces deux choses, et vainement de tous temps a-t-on divisé les médecins en deux classes, les empiriques et les rationnels. Une semblable distinction n'a jamais existé de fait. Ceux qui se piquent d'appliquer l'observation brute, se trompent; et ceux qui se vantent d'être toujours rationnels, se trompent encore. Voyez, dans Galien, les longs chapitres consacrés à établir qu'une pareille division n'est pas possible : *Observatio sanè inutilis, sinè ratione et impossibilis.*

Par l'induction ou par l'hypothèse, non seulement on veut trouver des faits, non seulement on veut les généraliser, mais on ne se contente pas du fait lui-même. L'homme a dans son esprit une faculté ainsi faite que quand il voit un fait, il se demande à quelles conditions ce fait existe; il veut l'expliquer, c'est à-dire en rechercher la cause. Les personnes peu versées dans la philosophie des sciences croient pouvoir toujours expliquer un fait par sa cause, et croyez-le bien, les plus ignorantes sont celles qui vous demandent la cause de tout. Or, « nous ne connaissons la cause de rien. » Mais ce sujet est important, et mérite de nous arrêter. Les détails qu'il comporte sont secs, abstraits, ardus; mais ils sont instructifs, et cela suffit.

Nous voulons arriver à la démonstration de cette assertion, que nous ne connaissons la cause de rien.

Qu'est-ce qu'une cause? Il faut établir une distinction, car ce mot peut représenter deux choses bien distinctes. Il peut représenter d'abord une force, c'est-à-dire une puissance susceptible par elle-même d'imprimer à la matière un changement quelconque. On peut ainsi se représenter une cause : il y a dans la matière une propriété que l'on appelle *inertie*, fait négatif. La matière est inerte par elle-même. Elle ne peut se donner à elle-même des changemens ; elle doit persister indéfiniment dans l'état où elle se trouve, si rien d'extérieur ne vient changer cet état. Si elle est en mouvement', le mouvement sera continué jusqu'à ce que quelque chose fasse cesser ce mouvement. De là, que suit-il ? que tout changement dans la matière suppose une puissance qui agit. Cette puissance est précisément une cause. Si cette matière est inerte, et si cette inertie suppose que, pour qu'un changement s'opère, il faut qu'une puissance agisse sur elle, il s'ensuit qu'elle ne peut créer par elle-même cette force qui agit sur elle. Donc, cette force, lui est imposée, ne lui appartient pas, vient en dehors d'elle. — Comment commence et à quelle époque commence l'embryon ? C'est une goutelette liquide où rien d'organisé ne se montre à vos yeux. Dans cette gouttelette viennent à se développer des formes, des tissus, des organes ; comment tout cela a-t-il commencé? Et ne devez-vous pas comprendre qu'il faut qu'une puissance quelconque, une cause soit venue imposer sa force à la matière? Autres exemples.

Les corps qui gravitent n'agissent pas. Nous avons dans notre esprit une disposition singulière, qui se traduit par le langage, et qui tient au besoin de rapporter tout à nous. Nous sommes portés à animer la matière. Nous disons, par exemple, qu'un vaisseau marche, s'avance, tandis que c'est tout simplement le vent qui le pousse. De même, pour les affinités chimiques, les corps s'attirent, se repoussent, se composent, se décomposent, etc. ; c'est un langage figuré. Dans le sang, nous voyons de petits corps arrondis qui vont et viennent ; on a été conduit à penser que ces globules étaient des animaux, des entozoaires. Simple jeu de l'esprit.

De ce qui précède, il faut tirer cette conclusion que, tout en constatant que la matière doit ses changemens d'état à une cause, si nous voulons pénétrer la nature intime de cette cause, nous tombons dans un inconnu complet. Nous ne savons en quoi elle consiste; nous saisissons les circonstances au milieu desquelles s'opèrent ces changemens d'état, mais nous ignorons la cause qui les détermine. L'aimant attire le fer; demandez à un ignorant la cause de ce phénomène; il vous répondra que l'aimant possède une force qui attire le fer. Le physicien vous dira qu'il y a un fluide qui met le fer en mouvement; des deux parts, supposition. Le philosophe newtonien constate simplement que le fer est attiré par l'aimant; et, examinant les conditions dans lesquelles le fer est ainsi attiré, il pose des lois, mais là, il s'arrête. Quand un phénomène apparaît et qu'un autre le suit, nous ne savons pourquoi le premier est suivi du second; tout ce que nous pouvons saisir, c'est que c'est là une loi de la nature, dont la liaison du premier fait avec le second est la conséquence. Nous saisissons deux faits qui se succèdent, mais nous ne savons pas ce qui lie ces deux faits.

Le mot *cause* a été pris dans un autre sens; il a été donné à tout fait qui précède un autre fait, quand il s'y trouve associé, quand il le contient, en quelque sorte. Ce fait, que l'on a appelé cause, ou, pour reproduire notre pensée en d'autres termes, ce fait qui en précède un autre, c'est un phénomène à la manifestation duquel est liée l'apparition d'un autre phénomène; le fait primitif, que nous appelons cause, n'est pas autre chose. On a si bien senti cela, que ce fait primitif, on a proposé de l'appeler un *signe naturel*, tandis qu'on a donné le nom de *chose signifiée* au second phénomène. Cette expression a de l'importance; l'intermédiaire entre le signe et la chose signifiée, nous ne le connaissons pas; il nous échappe. Nous constatons la liaison, mais le mode de liaison nous est complètement inconnu. Nous constatons l'ordre de succession, et nous cherchons à trouver les lois de succession. Heureuses les sciences qui en sont arrivées là! Citons des exemples : Pourquoi la volonté fait-elle contracter un muscle? On s'est épuisé en hypothèses pour le trouver, on ne le trouvera jamais. Il y a là une cause et un effet, l'intermédiaire nous est inconnu. Pourquoi, par l'impulsion, un mouvement est-il produit? Nous n'avons nullement besoin de savoir le mode de liaison de ces deux phénomènes. La volonté fait contracter un muscle, vous ne savez comment cela se fait, cela ne nous empêche pas de faire agir ce muscle. Vous faites la science sans vous embarrasser du mode de liaison de ces deux faits. Arrivons à des faits pathologiques. L'inflammation existe, et il se produit du pus. Par quelle raison le pus se développe-t-il après une blessure? Vous n'en savez rien. Une inflammation prend naissance, et au bout d'un temps plus ou moins long, apparaît un ensemble de phénomènes qui constituent la fièvre? Vous dites: il y a réaction; mais c'est une supposition. Qu'est-ce que la réaction? Vous n'en savez rien. L'inflammation elle-même n'a reçu ce nom que métaphoriquement, et ce mot représente un ensemble de phénomènes. Le mot réaction n'est pas l'explication, c'est le fait lui-même, ce n'est pas la cause qui fait que l'inflammation est suivie de la fièvre. Une épine est enfoncée dans le doigt, une inflammation se développe; il y a réaction. Vous entendez par là signifier les phénomènes qui suivent l'introduction de l'épine dans le doigt, et pas autre chose.

Il suit de là que la cause, dans le langage rigoureux, n'est pas réellement le phénomène qui précède un autre phénomène, c'est quelque chose placé entre les deux phénomènes. C'est ce qui fait qu'une chose vient toujours à la suite d'une autre. C'est ce dont l'action rend la succession nécessaire, à condition que cette succession sera supposée constante. Donc, en prenant cause dans le premier sens, dans le sens de mode de liaison des phénomènes, nous ne connaissons la cause de rien. Nous ne savons pas pourquoi les corps s'attirent. C'est là la raison qui a déterminé M. Auguste Comte, à rejeter tout-à-fait le mot de force d'attraction pour lui substituer le mot de gravitation, qui exprime simplement le fait. Force d'attraction est une explication; donc, elle ne vaut rien. Dans le langage ordinaire on dit: l'inflammation est la cause de la fièvre; l'épine est la cause de l'inflammation. Ce phénomène a été très bien dénommé par quelques physiologistes, et par Barthez en particulier: la cause expérimentale du phénomène, la seule cause que l'expérience puisse atteindre; mais ce n'est pas la véritable. C'est encore une cause expérimentale que nos habitudes d'esprit, de langage, établissent, voilà tout. Toute explication des phénomènes naturels ne peut en indiquer que la cause expérimentale.

Ces causes expérimentales sont plus ou moins nombreuses suivant les sciences. Il y a des sciences où les causes expérimentales sont fondues en une seule. Dans d'autres, elle se multiplient, et doivent rester multiples. S'il y a un grand danger à trop étendre les causes expérimentales, il y en a plus encore à les confondre. Méfiez-vous d'un besoin de notre esprit qui est la cause d'erreurs continuelles. Notre esprit a besoin de simplicité en toutes choses. Le plus beau modèle est l'unité; notre esprit a une tendance à tout réduire à l'unité, la cause suprême. Il faut prendre garde à cette tendance qui est la cause de nos erreurs, autant que celle du perfectionnement des sciences.

Il est malheureusement très facile de commettre des erreurs dans la recherche de ce qu'avec Barthez nous avons appelé les causes expérimentales. Pourquoi cela? C'est que rarement le signe et la chose signifiée sont en conjonction immédiate. Ils sont le plus souvent séparés l'un de l'autre par des circonstances qui viennent les compliquer. Presque toujours, dans les sciences naturelles, un événement est précédé de plusieurs autres, et pour en trouver alors la cause expérimentale, il faut énumérer tous les faits qui ont précédé, ce qui n'est pas toujours possible, car on ne les connaît pas tous; or, il est possible que ce soit parmi les faits inconnus que se trouve la cause expérimentale du phénomène. « Faibles hommes que nous sommes, dit Dehaën, nous re» cueillons des observations, nous en déduisons des lois, et peut» être une seule circonstance nous échappe, à laquelle il fallait » attribuer la cause du phénomène observé. »

Quand l'énumération est possible, on procédera par voie d'exclusion. Soit une rougeole. Il y a d'abord de la fièvre. Au bout de quelques jours, survient une éruption, puis la maladie marche. Comment remonter à la cause expérimentale de la fièvre qui a précédé l'éruption? En même temps que la fièvre, il y a du coryza, de la bronchite; voilà quelques événemens qui ont précédé la fièvre; et comme il y a coïncidence constante, on dit simplement, c'est le coryza, c'est la conjonctivite, c'est la bronchite qui ont causé la fièvre. Or, il n'y a pas de rapport entre l'intensité de ces phénomènes et la fièvre, on n'a donc pas la cause expérimentale. Il y a au dessus de tout cela un agent délétère qui a été absorbé, et qui commande tous les phénomènes, la congestion, l'éruption et le mouvement fébrile.

Enfin, ces causes expérimentales doivent avoir un nom. En bonne philosophie, le principal est de dénommer la cause expérimentale d'après l'expression même du fait qui la représente. Ainsi l'on doit dire la gravitation, et non la force d'attraction. Ainsi, pour descendre dans l'organisme, il y a une cause qui fait que les molécules transformées en chyme, puis en chyle, se transforment en notre tissu, puis se décomposent et sortent du corps. Il y a une cause qui produit tout cela. Quelle est la nature de cette cause? Nous n'en savons rien. Nous la regardons comme une dépendance des forces vitales; car il ne nous parait pas possible d'expliquer la nutrition par la physique. Quel nom lui imposerons nous. *C'est la plasticité.* Voilà l'expression du fait qui représente l'ensemble des phénomènes dont la réunion constitue la nutrition.

L'esprit humain possède une faculté singulière en vertu de laquelle il se passe en lui un phénomène remarquable. Quand un certain nombre de faits a été observé, notre esprit conclut que dans les mêmes circonstances le même fait se reproduira. Nous arrivons ainsi à affirmer l'avenir avec une étonnante confiance, et comme par l'effet d'une sorte de lumière intérieure. Cette faculté tient nécessairement à cette autre disposition de l'esprit qui le porte à croire à la stabilité, à l'uniformité des lois de la nature. Cependant, pour ce qui concerne notre science, ces lois ne sont pas tellement immuables qu'il n'y ait pas possibilité d'erreur, et pour nous, médecins, l'avenir ne peut nous apparaître qu'avec des sommes plus ou moins grandes de probabilités. Quelle que soit la généralité d'un fait, il peut y avoir des exceptions. Dans l'anatomie, par exemple, nous établissons en principe général que le cœur est situé à gauche. Il y a cependant des cas où on le trouve à droite. Voilà une remarquable exception à une des lois les plus générales de l'organisme. Exemple frappant de ce que c'est qu'une vérité dans les sciences d'observation! Eh bien! s'avancer ainsi dans la connaissance de ce qui arrivera par la connaissance du passé, c'est faire de *l'induction*

Le principe de l'induction n'a pas été inventé par les philosophes ; ils l'ont formulé, mais ce principe est dans la constitution de l'esprit humain. Il ne peut être repoussé, mais il doit être réglé.

Faire une induction, dans la langue scientifique, c'est établir comme un fait général un fait particulier qui s'est constamment représenté dans la série des observations et dans la série des expériences. Séparer ce fait particulier, le représenter toujours le même, le transformer en un fait général, c'est faire de l'induction. Les faits généraux fondés par l'induction sont les principes de la science. Donc, la science est constituée par l'induction. L'induction se sert ainsi des faits que l'observation et les expériences ont fournis à l'esprit. C'est ainsi que les lois sont établies, et une fois établies, on en déduit les différens phénomènes. Mais les lois sont d'abord trouvées par l'induction, qui n'est autre chose qu'un travail généralisateur des faits fournis par l'observation et par l'expérience. C'est en cela que consiste toute la philosophie de la science, et c'est là ce qu'a formulé Newton dans cette phrase admirable : « *Omnis philosophiæ difficultas in eo versari videtur, ut a phœnomenis motuum investigemur vires naturæ ; deinde ab eis viribus demonstremus phœnomena reliquia.* » Le caractère propre de l'induction, c'est de conclure toujours du particulier au général, sans exception, ce qui est diamétralement opposé à une autre faculté de l'esprit, la *déduction*, qui procède du général au particulier. Celle-ci peut partir, soit d'une hypothèse, soit d'un principe évident en soi, d'où dérive, par une chaîne non interrompue, une série de propositions également certaines et se tenant toutes les unes les autres. C'est ainsi que l'on procède en géométrie ; mais il n'en peut être de même dans les sciences d'observation.

Cela posé, essayons de poser les règles d'une bonne induction, car il y en a une bonne et une mauvaise.

1° L'induction ne peut être bonne qu'à la condition que les observations ou les expériences par lesquelles on s'est élevé à elle, ont été bien faites.

2° Toutes les circonstances qui ont concouru à la production d'un phénomène doivent avoir été rigoureusement appréciées, et doivent être *toutes* connues.

3° Il faut avoir recueilli un nombre suffisant d'observations, il faut avoir fait un nombre suffisant d'expériences. Heureux quand on peut établir par des chiffres ce nombre d'observations et d'expériences.

4° Il faut ne pas avoir rapproché des faits différens ou éloignés, des faits semblables, chose fort importante.

Ici, comme dans l'observation et dans l'expérience, les résultats de l'induction n'auront quelque valeur qu'autant que vous aurez la mesure de la moralité et de la capacité de l'individu qui induit.

Une des difficultés les plus grandes de l'induction consiste dans cet autre procédé de l'intelligence qui porte notre esprit à raisonner par *analogie*. L'analogie sert souvent et puissamment l'induction. C'est une arme très propre à conquérir un certain nombre de vérités; mais cette arme est souvent dangereuse. Pour être valable, l'analogie ne doit rapprocher que des faits démontrés semblables dans toutes leurs circonstances, soit par l'observation, soit par l'expérience. Il n'y a pas beaucoup de faits qui soient de cette espèce; d'où il suit que l'analogie ne doit être employée qu'avec réserve. C'est ce que Newton a exprimé en posant sa troisième règle, que voici : « Les qualités des corps qui sont bien constatées, qui sont toujours bien présentes, que l'on trouve dans tous les corps que l'on expérimente, doivent être regardées comme des propriétés spéciales de ces corps. » De cette règle, Newton déduit que l'impénétrabilité, l'étendue sont des propriétés de la matière. Il établit ensuite que l'on doit admettre la divisibilité à l'infini, quoiqu'en réalité on ne puisse la démontrer ni par l'observation ni par l'expérience. Il n'est pas certain, dit-il encore, que tous les corps soient graves; mais puisqu'ils gravitent, nécessairement, ils le sont. Cependant, pour les corps célestes, aucune observation, aucune expérience n'a prouvé leur gravité. Aussi Newton ne l'affirme-t-il pas. La seule chose qu'il croie pouvoir affirmer comme essentielle aux corps, c'est l'inertie. Voyez, par l'exemple de Newton, combien il faut être sévère en fait d'analogie.

Dans notre science, on trouve continuellement des cas où, quand on observe, les rapports des phénomènes nous frappent beaucoup plus que leurs différences. Nous nous attachons alors à ces rapports et nous proclamons semblables des phénomènes qui ne le sont que d'un côté. C'est par suite de cette manière de faire, que des maladies bien diverses ont été confondues sous l'étiquette commune d'inflammation. On voit donc que tantôt l'analogie peut mener directement à l'erreur, tantôt à l'institution de la vérité, tantôt, enfin, par l'analogie, on ne fait tout bonnement que se mettre sur le chemin qui pourra conduire à la vérité, mais qui, pour le moment ne mène qu'à la présomption. Ainsi, puisque je suis en train de vous citer Newton, nous dirons avec lui : *Natura simplex esse solet et sibi semper consona.* L'analogie peut s'emparer de ce principe et le féconder. Il y a des faits d'anatomie comparée que l'observation directe n'a pas encore démontrés, mais que l'analogie peut nous conduire à chercher dans tel ou tel sens. On ne connaît pas, par exemple, la structure intime des poumons des mammifères. Par analogie, nous pourrons arriver à cette connaissance par l'inspection des poumons des reptiles, dont la structure est beaucoup plus simple, puisque dans certaines espèces cet organe ne consiste plus que dans une simple poche ou ampoule.

Telle est donc la méthode d'induction qui peut et a pu donner à la science un grand développement, car la science n'est que l'observation et l'expérience éclairées et fécondées par l'induction. Dans tous les temps, l'induction a été mise à l'épreuve du contact des faits. On sait que Bacon le premier a donné des règles à l'induction et en a fait une méthode; mais Bacon n'a fait que donner le précepte. A Newton appartient la gloire d'avoir montré jusqu'à quel point on peut se servir du principe d'induction, et c'est avec ce principe qu'il a développé le système du monde. Mais avant Bacon la méthode d'induction avait été mise en usage, et nous allons en montrer un admirable monument dans les livres les plus anciens de la médecine.

Il existe un livre d'Hippocrate intitulé *De l'ancienne Médecine*, livre qui contient à la fois une critique, une méthode et un ensemble des faits généraux auxquels il s'est élevé par voie d'induction. A l'époque où Platon enseignait à l'école d'Athènes, Hippocrate vivait à Cos. Là, au sein des temples, vivaient des prêtres qui étaient en même temps médecins; Hippocrate était un de ces prêtres. Il se posa en face des philosophes de son temps, qui faisaient la médecine d'une manière théorique. En effet, les grands philosophes grecs ne regardaient la médecine que comme une fraction des connaissances humaines, et ils la généralisaient par les faits généraux des autres sciences. Ils étaient purement théoriques, spéculatifs, ils n'observaient pas les malades. A Cos, les *Asclépions* étaient des lieux publics où les malades venaient consulter, et là étaient recueillies des observations que l'on déposait dans les archives. Jusqu'à Hippocrate, il n'y eut que des observations écrites; Hippocrate en profita, en recueillit lui-même, et chercha à en tirer parti. Elles lui servirent à établir d'abord ce principe que l'observation doit être la base et le point de départ de la médecine. Il lut et médita les ouvrages des philosophes qui l'avaient précédé, et comme il était un moderne, il fit un livre qui traitait de l'ancienne médecine. Il combattit les anciennes méthodes avec les faits qu'il possédait, et il établit un système. Critique du passé, méthode nouvelle, système nouveau, voilà trois parties distinctes dans cette œuvre d'Hippocrate. Les philosophes, et Thalès en particulier, avaient établi que la maladie consistait dans l'altération des principes du corps humain. Hippocrate assure que jusqu'à lui, rien de semblable n'a été démontré et que c'est par l'observation qu'il faut arriver à cette démonstration. D'ailleurs, ajoute-t-il, vous faites hypothétiquement intervenir les quatre élémens dans la production des maladies, ainsi que leurs quatre propriétés principales. Est-ce parce qu'un médicament est chaud, froid, sec ou humide, qu'il est bon? Est-ce à cause de cela que l'estomac le supporte facilement ou difficilement? Non, c'est en vertu des qualités que l'observation démontre en rapport avec les propriétés du corps, dont il est destiné à réparer les pertes. Hippocrate conclut donc que ce sont de vaines hypothèses, et il ajoute: « Les hypothèses ne sont pas admissibles dans une science où les observations sont nombreuses.» Il ne veut l'intervention des hypothèses que dans deux branches des sciences naturelles, la connaissance des corps célestes, et l'observation des corps placés sous la terre.

Les faits, dit Hippocrate, ont été recueillis, mais comment l'ont-ils été? Il faut appeler le raisonnement à notre secours, il faut qu'il vienne après l'observation pour établir par lui et avec lui des principes généraux qui représentent les faits, voilà la méthode d'Hippocrate. Nous nous faisons, dit-il, des opinions, mais elles ne sont pas immuables, car si beaucoup de choses ont été découvertes, beaucoup restent encore à découvrir, et beaucoup se découvriront, si l'on suit cette route. Tout en systématisant, vous le voyez, Hippocrate laisse le champ libre aux découvertes postérieures. Voyons son système.

Hippocrate est incontestablement plus humoriste qu'autre chose. Voici son point de vue : Dans une maladie, les humeurs qui sont à l'extérieur du corps subissent des modifications dans leur quantité, leur qualité, leurs proportions; elles parcourent différentes périodes pour passer d'une modification à une autre; exemple, l'humeur sécrétée par la muqueuse nasale dans le coryza. Ainsi, les humeurs subissent une série d'élaborations. Jusqu'à présent, Hippocrate ne sort pas de l'observation. Maintenant, il va se plonger dans l'hypothèse, en voulant conclure de ce qui se passe à l'extérieur, à l'intérieur du corps. Après avoir établi le principe de l'élaboration des humeurs, dont le dernier terme est ce qu'il appelait la *coction*, il pose ce nouveau principe que pour que tous les changemens qui existent dans les maladies et qu'il place dans les humeurs se terminent, il faut un certain temps, et que souvent apparaissent d'autres phénomènes qui se lient à d'autres phénomènes. Hippocrate fait jouer aux liquides un rôle trop considérable, il a été trop pressé d'induire. Cependant, il n'a pas négligé entièrement la connaissance d'autres agens qui peuvent également produire la maladie. Il en parle, mais il leur assigne une place peu importante; il faut de plus, dit-il, considérer le solide, et enfin les forces qui les régissent. Hippocrate s'est donc élevé, par la simple observation, à la connaissance des solides, des liquides et des forces; seulement, il accorde aux liquides une trop grande part, et une trop petite aux solides. Les propriétés que manifeste le corps vivant, dit-il encore, quand il est mis en contact avec des agens extérieurs, ces propriétés ne peuvent être découvertes par le seul fait de la connaissance des compositions de ce corps. Eh bien! dans la manière dont nous envisageons la médecine, nous attachons une immense importance à cette pensée. Ces propriétés peuvent être découvertes par l'observation des phénomènes mêmes de la vie. Un homme s'enivre, est-ce dans l'étude des élémens du corps que vous découvrirez ce fait que le vin agit sur le cerveau de manière à le troubler? Cet exemple n'est pas de nous, il est d'Hippocrate, et il ajoute : De là, il suit qu'il faut étudier expérimentalement ces phénomènes qui sont le propre de la vie. La vie est une cause de phénomènes, la vie est une force mise en jeu par le monde extérieur. Voilà où en arrive Hippocrate; voilà son vitalisme, c'est-à-dire la nécessité d'étudier les propriétés de la vie, sans qu'il soit toujours nécessaire d'étudier la structure et la composition du corps.

Nous établissons pour notre compte que dans un grand nombre de cas, on ne peut arriver à la détermination des phénomènes morbides ou à ceux de l'état sain, qu'en observant ces phénomènes dans leur enchaînement, leur durée, sans que le moins du monde le support des phénomènes soit l'important à considérer. Un homme digère, est-ce dans l'estomac que vous trouvez la cause qui fait qu'il digère?

Voilà l'analyse fidèle des doctrines hippocratiques. Dans tout cela, il y a, vous le voyez, la part de l'observation et la part de l'induction. Il y a du vrai et du faux; mais notez bien qu'Hippocrate a soin de vous dire : beaucoup de choses ont été découvertes et beaucoup d'autres se découvriront, si l'on suit la même marche. Hippocrate tient plus à sa méthode qu'à ses inductions; il sent que la science n'est pas complète, mais il tient par-dessus tout à la méthode.

On a dit et on dit tous les jours encore, qu'Hippocrate a séparé la philosophie de la médecine; mais il faut savoir ce que l'on a voulu dire par là. Il a séparé la médecine de la philosophie de son temps, mais il était lui-même un admirable philosophe. Il avait déjà formulé la quatrième règle de Newton, que voici textuellement :

*Dans la philosophie expérimentale, les propositions extraites des phénomènes par induction doivent être regardées comme vraies, jusqu'à ce que surviennent d'autres phénomènes par lesquels on rendra ces premières propositions plus exactes, ou par lesquels on les montrera sujettes à des objections.*

### V. — De l'Hypothèse.

Newton, dont nous invoquons souvent l'autorité dans cet ouvrage, après avoir établi par l'induction les phénomènes, les lois et l'existence de la gravitation, s'arrête et se demande ce que c'est que la gravitation, c'est-à-dire sa cause, sa nature. Il cherche à les découvrir par l'observation et par l'expérimentation, mais n'y parvenant pas, il écrit cette phrase remarquable : *Rationem harum gravitationis proprietatem ex phenomenis non potui deducere et hypothesis non fingo.* Il ajoute : *Quidquid non phenomenis deducitur, hypothesis vocanda est.* Et plus bas : « Les hypothèses soit métaphysiques, soit physiques, soit mécaniques, ne trouvent pas de place dans la philosophie expérimentale. » Newton rejetait donc l'hypothèse dans les sciences, et il était d'autant plus fondé à le faire, qu'avant lui la plupart des philosophes en avaient fait abus. Quand l'observation et l'expérimentation lui manquent, ce grave philosophe, au lieu de basarder une hypothèse, pose une question, ce qui tout de suite tient le lecteur en garde et l'avertit clairement et fort explicitement qu'il y a doute, incertitude, ignorance.

Cependant, l'hypothèse ne doit pas être absolument bannie du domaine des sciences. Si par elle seule on ne peut pas être conduit à des connaissances précises, elle sert du moins à engendrer une opinion, car on n'établit des principes généraux qu'à l'aide de l'induction basée sur l'observation et sur l'expérimentation.

Il y a deux sortes d'hypothèse, l'une qui se fait avant l'observation, l'autre après l'observation, pour se rendre compte des faits. Dans les sciences, il est souvent permis, quelquefois même il est nécessaire de faire l'une et l'autre.

Dans le premier cas, il est très fréquent que l'expérimentation et l'observation ne confirment nullement les prévisions de l'hypothèse. Enumérer les cas où cela s'est passé ainsi, ce serait faire l'histoire des erreurs et des déceptions de l'esprit humain. Quelquefois, au contraire, l'hypothèse a été merveilleusement servie par l'expérimentation et par l'observation. En voici un exemple bien remarquable :

On trouve dans la physique de l'abbé Nollet une note très curieuse concernant l'électricité atmosphérique : « J'imagine, dit-il, que l'électricité peut s'exciter dans notre atmosphère par le frottement de deux courans d'air qui glissent l'un sur l'autre, avec des directions opposées, ce qui arrive ordinairement dans les temps orageux; et que cette vertu se communiquant aux nuages, les met en état d'étinceler et de fulminer contre les objets terrestres quand ils en sont à une certaine proximité; mais ceci n'est qu'une pure conjecture que je hasarde par occasion (1). »

Voilà une hypothèse qui a devancé l'observation et l'expérimentation et qui a été confirmée par elles.

C'est un penchant irrésistible de l'esprit humain de procéder par hypothèse, penchant rempli de charmes, mais aussi de dangers. L'esprit le plus sévère peut à peine s'en défendre, et l'hypothèse une fois née, se développe et grandit avec une étonnante facilité. Les faits viennent complaisamment se grouper autour de la fiction qu'on s'est faite, tout s'arrange et s'harmonise pour lui prêter les apparences de la réalité, et il faut une puissance intellectuelle bien grande pour rompre les liens dans lesquels elle vous enchaîne.

L'hypothèse a joué un si grand rôle dans les sciences médicales qu'il nous serait impossible, dans ces considérations préliminaires, de passer seulement en revue les opinions et les systèmes qui lui ont dû naissance. Mais de la même manière que nous avons montré ce qu'avait été l'induction dans Hippocrate, il nous semble curieux de voir ce qu'a été l'hypothèse dans la systématisation galiénique.

Les ouvrages de Galien contiennent d'admirables choses, mais

(1) Tome 6, p. 235.

ce n'est pas par la partie hypothétique qu'ils brillent. Cependant, les hypothèses du médecin de Pergame ont longtemps régné sur la science et ont longtemps entravé sa marche. Si la médecine avait suivi l'impulsion que lui avait communiqué Hippocrate, si elle était restée dans cette voie rigoureuse d'observation et d'induction légitime de la grande école de Cos, nul doute que les progrès n'eussent été plus rapides, et sa philosophie établie sur des bases moins chancelantes. Mais elle s'éloigna vite de cette voie heureuse. Hippocrate attaquant ouvertement les philosophes de son temps, avait déclaré que par l'observation on ne peut arriver à prouver la vérité de cette proposition, savoir, qu'il y avait dans le corps humain quatre élémens dont le défaut de proportions dans les quatre propriétés qui leur correspondaient, causaient la maladie. Galien reprend une partie de cette hypothèse combattue par Hippocrate, et la complète en y faisant des additions considérables. Il y a, suivant lui, quatre élémens dans la nature; à chaque élément est attachée une qualité qu'il appelle élémentaire et qui lui correspond; le feu est chaud, l'air froid, l'eau humide, la terre sèche. Ces quatre élémens constituent le corps humain. Maintenant ces élémens, par leur mélange convenable dans le corps, constituent un état particulier qu'il désigne sous le nom de κρασιξ (*crasis*) qui est variable autant que sont possibles les combinaisons entre eux des élémens et des qualités élémentaires. Ce n'est pas tout; Galien fait encore intervenir les humeurs au nombre de quatre, le sang, la pituite, et deux sortes de biles, la bile jaune et la bile noire ou l'atrabile. Les qualités diverses de ces humeurs sont en rapport avec les élémens qui composent chacune d'elles; ainsi le sang a pour qualités essentielles le chaud et l'humide; la pituite, le froid et l'humide; la bile jaune, le chaud et le sec; la bile noire, le froid et le sec. Mais, avec ces élémens et ces qualités, Galien ne peut expliquer les actions dont ces corps sont le siége. Il fait alors intervenir les *esprits* qui donnent le mouvement au reste de l'économie. Il ne faut pas confondre ces esprits avec les *forces* dont parlait Hippocrate. Les forces, pour Hippocrate, sont des causes inconnues dont il ne cherchait pas à pénétrer l'essence. Galien substantialise ces esprits, il s'en fait une idée, il les fait émaner d'un des quatre élémens, de l'élément *air*. Il établit dans ces esprits trois classes : 1° les esprits *naturels*, et une fois en voie d'hypothèse, rien ne lui coûte pour en multiplier le nombre; ces esprits naturels s'élèvent du sang et sont contenus dans le foie; 2° les esprits *vitaux*; ceux-ci sont logés dans le cœur, et comme à cette époque de la science le cœur était regardé comme le foyer de la chaleur et de la vie, il en résultait que ces esprits étaient *de vie* par excellence; ils entretenaient la chaleur animale, qui était regardée comme le symbole de la vie; 3° enfin, les esprits *animaux* qui ont survécu à beaucoup d'autres parties de la doctrine galiénique, et qui ont joué un grand rôle jusque vers le milieu du XVIIIe siècle. Ceux-ci ont leur siège dans le cerveau; c'est d'eux qu'émanent le sentiment et le mouvement. De ces esprits résultaient trois sortes d'actions: actions naturelles, actions vitales, actions animales. Voilà l'échafaudage sur lequel repose la doctrine galiénique qui devait exercer une si grande influence.

Il y a dans tout cela une part immense pour l'hypothèse, il y a aussi quelques faits, mais entièrement dénaturés. Ces élémens sont-ils autre chose que les rudimens, pour ainsi dire, des principes chimiques? Cette doctrine humorale n'existe-t-elle pas encore de nos jours, mais profondément modifiée, à la vérité? Il n'est plus question de bile jaune ou noire, ni de pituite; mais il y a quelque chose de vrai derrière ces hypothèses. On sait, par exemple, que par le mot pituite, Galien entendait parler des liquides blancs en général. Reprenons l'exposition de cette doctrine.

Ces élémens avec leurs qualités, ces humeurs, ces esprits concourent à constituer les différentes parties solides du corps humain, qui sont divisés en deux classes; la première contient les parties similaires, la seconde les organes. Qui ne reconnaît dans les parties similaires le commencement de l'anatomie de structure?...

Jusqu'ici nous n'avons envisagé que la physiologie de Galien; nous voici dans la pathologie. Pour que la santé se soutienne et soit conservée, il faut que les élémens ainsi que leurs qualités présentent une moyenne dans leur composition; cette moyenne, Galien la nomme ευκρασια (*eucrasie*); l'état convenable ou la santé est la *symétrie*, et cet état se présente quand les parties similaires présentent à la fois des humeurs et des esprits. Galien admet deux sortes de maladies, les unes siégent dans les parties similaires, les autres, dans les organes. Pour que les parties similaires deviennent malades, il est nécessaire que les élémens soient dérangés dans leurs proportions, dans leur composition ou dans leurs combinaisons. Ce dérangement se nomme δυσκρασια (*dyscrasie*). Ces maladies des parties similaires peuvent être sans matière ou avec matière. Avec matière, lorsque dans les parties similaires les humeurs se sont amassées; sans matière, quand il y a défaut d'arrangement convenable dans les élémens ou les esprits. Il y a des dyscrasies simples et des dyscrasies composées. Il y a maladie des organes quand ils présentent des modifications dans leur nombre, dans leur figure, dans leur structure. Il admet que ces différentes combinaisons mauvaises de qualités élémentaires sont, dans un grand nombre de cas, développées par le monde extérieur, et que les élémens, les humeurs et les esprits peuvent s'altérer simultanément.

Nous arrivons à la thérapeutique. Hippocrate s'était élevé contre la doctrine des élémens et avait dit : un médicament n'agit pas sur l'homme parce qu'il est chaud, froid, sec ou humide; donc, cette théorie est hypothétique. Galien devait reprendre ce qu'Hippocrate avait combattu avec tant de raison. Si dans le corps humain, dit-il, l'élément chaud prédomine trop fortement, il faut administrer un médicament froid. C'est là ce qui avait donné lieu à cet adage fameux : *contraria, contrariis curantur*; voilà son interprétation naturelle dans la manière dont Galien considère les médicamens. Lorsque l'on trouvait une maladie dans laquelle le chaud prédominait, il fallait l'attaquer par le froid, et réciproquement.

On aurait tort cependant de juger Galien seulement d'après cet aperçu. Nous n'avons donné ici que la partie hypothétique; malheureusement, c'est la base de toute sa médecine. Nous avons hâte de dire que dans une foule de détails, de descriptions, dans un grand nombre de jugemens qu'il porte, Galien, avec son admirable perspicacité, se débarrasse de ce fatras hypothétique, et revient franchement à la méthode hippocratique. Il est curieux de le voir, lui qui avait reculé la médecine à ce qu'elle était bien avant Hippocrate, se récrier sur la beauté de cette méthode hippocratique, l'analyser, la commenter et vitupérer contre ceux qui l'ont abandonnée. On trouve en lui les plus étonnans contrastes. Probablement qu'il était sous l'influence de ses études philosophiques.

Il nous a paru curieux de présenter cet aperçu sur deux ouvrages aussi différens que ceux de ces deux grands médecins.

### VI. — Du témoignage des hommes ou de l'histoire.

L'observation et l'expérimentation, seules bases solides sur lesquelles on puisse édifier les faits, l'induction et l'analogie qui en tirent des conséquences, l'hypothèse, enfin, qui, dans un cercle très rétréci, est quelquefois permise, tout cela ne suffit pas pour acquérir la connaissance parfaite des principes généraux contenus dans notre science, et si l'on n'y joint l'étude des travaux passés, c'est-à-dire l'étude de l'histoire, si l'on ne tient pas un compte exact des travaux contemporains, on se renferme dans un horizon borné d'où plusieurs points de vue échappent, d'où, par conséquent, on ne peut acquérir que des notions incomplètes et nécessairement infidèles.

Nous ne pouvons, en effet, nous supposer travaillant seuls, sans ancêtres et sans contemporains. Les uns, comme les autres, ont foulé, ont travaillé, ont fécondé le terrain que nous cultivons. Il y a nécessité pour nous à nous enquérir de leurs efforts, à étayer notre observation par l'observation des autres.

Nous sommes de ceux qui pensent que l'étude du passé et du présent est très importante dans toutes les sciences. Cependant, faut-il accepter sans réserve le témoignage des hommes ? Non, sans doute, et il est important de poser quelques conditions.

Il faut d'abord que celui qui témoigne n'ait pas été trompé, et il peut l'avoir été ou s'être trompé lui-même, de plusieurs façons. D'abord, parce qu'il n'a pas eu des connaissances suffisantes dans le sujet qu'il a traité. Il peut avoir été trompé par défaut d'attention. Quelques circonstances peuvent lui avoir échappé. Ou bien, il avait des connaissances suffisantes, il a fait attention à tout, son examen a été complet, mais il avait des passions et des préjugés qui ont mis un voile entre lui et la vérité. Voilà tout autant de causes d'erreurs contre lesquelles il faut se tenir en garde.

Le témoin encore peut avoir voulu tromper sciemment. Il y a des règles dont on peut se servir pour savoir jusqu'à quel point celui qui témoigne mérite confiance. Il faut avoir égard à la moralité de celui qui raconte un fait, et on l'a dit avec beaucoup de raison, celui qui a trompé une fois ne mérite plus de créance. Il faut savoir si celui qui raconte un fait n'a pas d'intérêt à tromper? Cet intérêt est de bien des natures. Nous entendons dire tous les jours en voyant une somnambule : Quel intérêt a-t-elle à tromper? Ce n'est peut-être pas un intérêt d'argent, mais bien la vanité, le plaisir qu'on éprouve à faire parler de soi. Il y a une foule de motifs qui ont beaucoup d'empire sur certains esprits.

Il faut, avons-nous dit, que la passion n'aveugle pas, n'égare pas le témoin. S'il porte un témoignage qui est avantageux, soit à lui, soit à quelqu'un qu'il flatte, la sévérité d'examen est alors légitime. Il est de la plus grande importance de savoir si celui qui raconte un résultat n'avait pas d'avance le desir d'obtenir ce résultat. C'est une chose très difficile que de se garantir de cette tendance à desirer tel ou tel résultat. On ne travestit pas volontairement le fait que l'on observe, mais il se fait d'admirables accommodemens avec la conscience; nous en sommes là tous, plus ou moins. Il est difficile de se débarrasser de cette tendance qui peut fausser la plupart des faits et qui peut nous les faire voir à travers un prisme trompeur.

Il est toujours à desirer que celui qui raconte un fait l'ait observé lui-même; en passant de bouche en bouche, un fait s'altère, et souvent à ce point, qu'il est difficile de le reconnaître. Soit volontaire, soit involontaire, cette altération est constante; si l'on ne remonte pas soi-même aux sources, on ne peut faire de véritable science.

Une chose à considérer encore, c'est le nombre des témoins. Plus un fait a été vu par un grand nombre de personnes, plus il est croyable. Cependant, cette condition n'est pas toujours indispensable : la qualité des témoins vaut mieux que la quantité.

Il est extrêmement important que le langage de l'observateur soit net et précis, que les mots aient conservé la même signification qu'ils avaient primitivement. Nous faisons cette observation parce qu'il est remarquable que les mots changent de sens à mesure qu'il survient des changemens dans les doctrines. La plupart des mots de notre science n'ont pas la signification qu'ils avaient il y a deux siècles. Prenez, par exemple, le sens que les auteurs ont attaché au mot inflammation, et ne serez-vous pas en droit de dire avec le proverbe latin : *tot homines, tot sententiæ* ? Lorsque les anciens disaient : Il y a inflammation, donc, il faut saigner, ils entendaient parler d'un état général de réaction, et nullement de l'inflammation locale qui lui donnait lieu. Lorsqu'ils disaient : L'état pléthorique prédispose à l'inflammation, ils voulaient dire tout bonnement que l'état pléthorique prédispose à ce que dans le cours d'une maladie quelconque, un état réactionnaire se manifeste. De notre temps, cette proposition ne veut pas dire : l'état pléthorique prédispose à la pleurésie, à la pneumonie ; elle n'est plus vraie pour le langage médical de notre époque.

Il y eut un temps où les chimistes, ayant renversé l'antique édifice des anciens, établirent qu'il y avait dans le corps de l'homme cinq élémens. Sylvius de la Boë a écrit que le corps renfermait les cinq élémens suivans : le mercure, le soufre, le sel, le phlegme et la terre. Ce passage a donné lieu à bien des réflexions dont il est fâcheux de dire qu'aucune n'est fondée. Sylvius connaissait comme nous le vif argent, mais au mot mercure, il n'attachait pas le sens propre. C'était une métaphore, une comparaison. Il connaissait la propriété du mercure d'être volatil, et il appelait mercure tout ce qui, dans le corps, est susceptible de se volatiliser. Cette métaphore n'a pas été comprise et a donné lieu à beaucoup d'absurdes commentaires. De même pour le soufre, il entendait par là tout ce qui pouvait s'enflammer dans le corps ; il avait tort, certainement ; mais il fallait qu'il s'entendit, il aurait donné tout autre nom aux principes qu'il appelait soufre, il les aurait nommés bois, le résultat aurait été absolument le même. C'est un exemple entre bien d'autres qui prouve le tort de donner à un mot une signification autre que sa signification propre. Les historiens, les commentateurs, se perdent dans les explications et donnent les idées les plus erronnées des opinions anciennes. Voyez, à ce sujet, ce que dit Sprengel de Sylvius. Et, soit dit en passant, je connais peu d'ouvrages aussi malheureux, aussi funestes que celui de Sprengel sur l'histoire de la médecine; ce livre fourmille des erreurs les plus grossières. Avant d'écrire sur les anciens, il faut les avoir étudiés et les bien connaître.

Voilà quelques précautions nécessaires pour que l'on puisse tirer quelque parti de ce que l'on appelle le témoignage des hommes. Mais quel parti peut-on en tirer? Il faut distinguer les travaux des anciens et ceux des contemporains.

*Travaux des anciens.* — L'utilité dont peuvent être les travaux des anciens n'est pas la même dans toutes les sciences. Dans celles dont les principes sont définitivement arrêtés, l'étude des travaux des anciens n'a qu'une importance secondaire. Elle peut servir seulement à considérer les voies qui ont été parcourues pour arriver à la vérité. Il en est ainsi pour l'histoire des mathématiques, pour l'astronomie, pour l'anatomie, pour la chimie. Mais il n'en est pas de même pour les sciences dont les principes n'ont pas encore été arrêtés. Le passé fait comprendre le présent : sans la connaissance du passé, on ne comprend pas les faits qui sont sous nos yeux, pas plus que les doctrines actuelles, qui sont les filles des doctrines de la veille. Toutes les doctrines qui se sont succédées, se sont engendrées les unes les autres. La médecine n'est complète que dans son histoire, a-t-on dit, et cela me semble bien vrai. Donc, faits et doctrines, voilà les élémens du passé. Reprenons cette division.

Il y a, dans les temps qui ont précédé, des faits recueillis dont la méditation ne saurait être indifférente. Ces faits sont de deux sortes : ou ils sont semblables à ceux qui se passent actuellement sous nos yeux, ou ils sont différens. La plupart rentrent dans la première cathégorie, mais ils ont été recueillis sous d'autres points de vue, et certaines de leurs circonstances ont été plus ou moins saillantes que de nos jours. A mesure que les doctrines se succèdent, telle ou telle série paraît ou disparaît. Il nous faut donc remonter dans le passé pour trouver dans les livres, non-seulement des faits différemment observés, mais encore des faits que l'on n'observe plus de nos jours. Il y a des maladies qui ont complètement disparu. Il y en a d'autres qui, jadis fort communes, sont devenues de plus en plus rares. A une certaine époque, dans Paris, quelques hôpitaux, l'hôpital Saint-Louis, par exemple, étaient spécialement consacrés au traitement des scorbutiques. Le scorbut est maintenant tellement rare, que c'est à peine si, dans le cours de plusieurs années, chaque hôpital en possède un ou deux cas. Il y a d'autres maladies qui se sont modifiées dans leur marche, dans leurs symptômes. Une des études les plus curieuses est celle qui consiste à rechercher jusqu'à quel point les pyrexies se modifient dans leurs symptômes et par suite dans leur nature, à mesure que l'on passe d'une époque à une autre. Là, se voient les influences diverses que les agens hygiéniques exercent sur l'homme. A deux ou trois siècles de nous, toutes les causes qui tendaient à jeter dans le corps un état asthénique plus ou moins prononcé étaient très communes. Nous ne voyons plus ces maladies avec leurs symptômes, ces maladies caractérisées par des hémorrhagies par toutes les voies; elles ont disparu, ou du moins elles se sont modifiées dans leurs phénomènes. Celui qui croit avoir une idée nette de ce qu'on appelle les fièvres telles qu'elles se montrent à Paris, en a une fort mauvaise idée.

A mesure que l'homme marche vers la civilisation, certaines pyrexies se modifient dans leur nature et dans leurs symptômes. Ce sujet présente des études très curieuses à faire, car ce n'est pas seulement sur les pyrexies, mais sur bien d'autres maladies que ces modifications sont remarquables. L'aliénation mentale, par exemple, a existé de tout temps, mais elle a eu des formes excessivement variées selon les tendances de chaque époque. L'histoire des épidémies est un magnifique sujet de recherches qui ne peuvent se faire que dans l'étude du passé. On a souvent regardé comme des fables les histoires de ces épidémies qui ravageaient tout un continent ; le choléra est venu nous attester cette cruelle vérité en nous représentant une partie des fléaux qui décimaient les populations au moyen-âge ; mais au moyen-âge, ces fléaux reparaissaient tous les cinq ou six ans.

Les faits thérapeutiques doivent être étudiés sous deux points de vue. Il est important de voir comment, sous l'influence des doctrines diverses, une même maladie a pu être traitée de telle ou telle manière. Mais ce n'est pas tout, alors qu'on voit qu'une même maladie a été traitée diversement à diverses époques, on n'est pas toujours en droit de conclure que la différence des doctrines en ait été la cause ; souvent, il faut remonter aux modifications survenues dans les causes et dans la nature de la maladie, à cette inconnue qui se reproduit variable à différentes époques, et que l'on appelle *constitution médicale.* Il nous est impossible de comprendre l'énorme différence que présente le traitement des anciens dans les pyrexies que nous voyons journellement; l'étude doctrinale ne rend nullement compte de cela, et il faut que nécessairement elles aient changé de nature. La thérapeutique présente une étude sérieuse à faire dans les livres anciens, et il est curieux de voir comment la plupart des discussions thérapeutiques de nos jours ont été autrefois soulevées. « Il n'est pas nouveau de saigner, dit Celse, mais ce qui est nouveau, c'est de saigner dans toutes les maladies. » Il est très intéressant de voir comment Gallien a tracé les indications et les contre-indications de la saignée, dans son traité sur *les sectes médicales* : « Ce n'est pas seulement, a-t-il dit, de la maladie qu'il faut tirer les indications de la saignée ; c'est aussi des forces du malade, de son âge, de son tempérament; c'est encore de la saison de l'année, de la nature du pays, des habitudes particulières du malade, des occupations de son esprit, du développement plus ou moins grand de l'une ou l'autre de ses fonctions. Si le malade a beaucoup de forces, s'il est à la fleur de l'âge, si la maladie s'est déclarée au printemps, si l'on habite un pays tempéré, on ne se trompera pas en pratiquant la saignée plus ou moins souvent, selon que la nature et la cause de la maladie le demanderont. Si, au contraire, le malade est faible, *imbecilis viribus*, quelle que soit la maladie; si c'est un enfant, un vieillard, s'il habite un pays humide ou excessivement chaud, vous pourrez saigner, mais vous devrez être avare de cette médication. » Tous ces préceptes sont d'une admirable vérité, et l'on est étonné que dès les premiers temps de la science, Galien ait pu poser des lois qui sont encore journellement applicables.

Les doctrines, avons-nous dit, forment aussi un sujet intéressant de recherches dans l'étude des anciens. L'histoire de ces doctrines devant trouver plus tard une place dans cet ouvrage, nous ne les envisagerons dans ce moment que sous un autre point de vue. Qu'est-ce qu'un système? ce n'est autre chose que l'explication de tous les faits de la science par un seul des faits généraux de cette science, à l'exclusion de tous les autres faits généraux. Cette définition, et elle nous paraît juste, étant donnée, il s'ensuit que tout système est insuffisant, car il veut rattacher tous les faits de la science à un seul, ce qui est impossible. Tout système est dangereux, si on le prend pour autre chose que pour une fraction de la totalité de la science. Il cesse d'être dangereux si on ne le prend que comme tel. Un système ne peut éternellement durer; au bout d'un certain temps, toutes les vérités qu'il contient ont été envisagées sous toutes leurs faces, et il faut, en créant un autre système, donner un nouvel aliment au travail des esprits. Un système durera d'autant plus longtemps que son point de vue sera plus vaste, donc, sa durée est subordonnée à la quantité de faits qu'il peut contenir. Enfin, un système est utile si on le prend pour ce qu'il est, pour un simple point de vue, car il nous montre tous les faits qui sont au-devant de lui.

De l'étude des doctrines, nous tirerons encore ceci, que depuis l'origine de la science jusqu'à nous il n'y a qu'un certain nombre de faits généraux qui se sont toujours représentés; seulement, chacun d'eux s'isole, et est tour-à-tour étudié par rapport aux autres. Ce qui distingue notre époque et lui donne de l'avantage sur les époques précédentes, c'est que la plupart de ces faits généraux qui ont été isolément étudiés, et dont chacun a été le principe ou la source d'un système, sont maintenant tous simultanément étudiés. Nous sommes tous d'accord qu'il y a un fait général dans le solidisme, qu'il y en a un dans l'humorisme, qu'il y a un principe à poser dans la connaissances des forces vitales.

*Travaux des contemporains.* — Les travaux de nos contemporains nous présentent une étude également importante à faire. Il n'est pas permis à un homme de science de ne pas faire attention aux travaux des auteurs contemporains. Toutes les fois que ces travaux ont été négligés, les progrès ont été moins rapides. Les faits connus depuis longtemps par des nations voisines ont été longtemps ignorés chez nous. Un demi siècle après qu'Harvey eut démontré la circulation publiquement en Angleterre, on ne la connaissait pas en France; Fagon fut le premier qui osa, en chaire, en faire la démonstration et la soutenir ouvertement: « Fagon, dit spirituellement Fontenelle, fut le premier qui soutint la circulation du sang, et les vieux docteurs avouèrent que, pour aussi étrange paradoxe, le jeune récipiendaire ne s'en était pas trop mal tiré. »

Il y a des maladies tout entières qui ne nous sont connues que par les travaux des peuples des autres contrées. L'hépatite aiguë, par exemple, est presque complètement ignorée dans nos latitudes. Ce n'est que par analogie que nous pouvons établir ses caractères anatomiques et ses symptômes. Celui qui, sur les seules données de ses études en Europe, établirait en principe que l'hépatite est une maladie extrêmement rare, éprouverait une grande déception s'il allait dans les Indes, à Calcutta. Là, l'hépatite aiguë est une maladie endémique, les grands établissemens publics y sont peuplés de malades présentant cette affection. Par contre, si un médecin de Calcutta s'avisait d'ériger en principe, d'après ses connaissances locales, que la phthisie est une maladie extrêmement rare, il se tromperait étrangement; car ce principe, vrai pour Calcutta, est malheureusement complètement faux pour la France, l'Angleterre, etc. De même pour la dyssenterie; nous en connaissons quelques cas sporadiques, mais nous ne pouvons la bien connaître que par les travaux des médecins des pays où elle règne endémiquement ou épidémiquement. Nous arrivons donc à connaître des maladies dont nos connaissances indigènes, si je puis m'exprimer ainsi, ne nous donneraient pas d'idées. Les mêmes maladies, des affections de même nature changent selon les climats, par rapport aux symptômes généraux, et changent à tel point que leur nature semblera différente. Même différence dans la durée. Enfin, dans des pays différens, une maladie identique, quant au siége et à la nature apparente, exige des traitemens divers. Certains résultats donnés par les anciens passeraient toute croyance, si l'observation des modernes ne les eût confirmés. Hippocrate a dit : « L'automne est fatal aux phthisiques. » D'après les statistiques faites à Paris, et desquelles il résulte que la mortalité, dans cette maladie, est plus grande au printemps qu'à l'automne, on serait tenté de croire qu'Hippocrate s'est trompé, ou que les lois de la mortalité ont changé depuis les temps anciens. Mais si l'on examine les tables de mortalité dressées dans le midi, on voit, qu'en effet, la mortalité est plus grande pendant l'automne : or, Hippocrate observait dans le midi, et ses résultats sont vrais pour les pays méridionaux.

Bichat a dit : « Qu'est une maladie si l'on ignore le siége du mal ? » Cette phrase exprime merveilleusement la tendance et la direction des études en France depuis quarante ans. Je dis que cette phrase est l'exagération de l'influence de l'étude de l'anatomie pathologique. On a tort de regarder les recherches d'anatomie pathologique comme pouvant seules pleinement diriger l'étude de la médecine. On peut connaître assez une maladie pour la traiter et la constituer dans ses principes fondamentaux, même en ignorant le siége du mal ; telles sont les fièvres intermittentes que nous connaissons sous tous les rapports, excepté sous le rapport du siége. Connaissez-vous le siége anatomique de la maladie scrofuleuse ? Dans quel système le placerez-vous ? Tous participent de l'affection. On l'a placé dans le système lymphatique, mais l'altération des ganglions n'est qu'une petite portion de la maladie. Il n'est pas prouvé non plus, comme on l'a dit, que le sang seul soit malade dans l'affection scrofuleuse. Dès l'origine de l'être, l'être a été scrofuleux, impossible de trouver le point de départ. Mais dans les maladies dont le siége nous paraît le plus connu, dans la pneumonie, par exemple, je suis porté à croire qu'un jour viendra où le point de départ des altérations de cette affection sera reculé. Ce ne sera peut-être plus le poumon, mais le sang qui sera ce point de départ. Dix individus s'exposent au froid ; une partie d'entre eux tombe malade ; l'un aura une angine ; l'autre, une pleurésie ; un troisième, un rhumatisme articulaire ; un quatrième, une névralgie faciale, celui-ci aura la fièvre purement et simplement, mais celui-là aura d'abord un mouvement fébrile qui durera plus ou moins longtemps, et puis surviendra une maladie locale, la pneumonie. Vous expliquerez-vous comment il se fait qu'à la suite de l'impression du froid, tout à coup un mouvement fébrile s'allume? Eh bien, plaçons-nous un instant sur le terrain de l'hypothèse pour rechercher le point de départ de la maladie. Qu'arrive-t-il dans ce cas? une fonction importante est modifiée, fonction en vertu de laquelle un certain nombre de matériaux du sang doit être éliminé. La transpiration cutanée et pulmonaire sont réduites à leur minimum. La circulation du sang sera également troublée, car le sang gardera des matériaux dont il devait se débarrasser. Ne peut-on pas dire, voilà le point de départ de ces maladies diverses? N'oublions pas que ce n'est là qu'une hypothèse, et à cette occasion pourrions-nous répéter cette phrase de Jean-Jacques : « Lecteurs, pardonnez-moi mes paradoxes, il faut en faire quand on recherche la vérité. » Non, assurément, le dernier mot de la science n'a pas été dit, même pour les maladies dont le siége paraît aussi bien déterminé que possible.

Une école est venue qui a changé la phrase de Bichat : « Qu'est le siége d'une maladie, a-t-elle dit, si l'on ne connaît la nature de l'affection ? » et par affection, on a voulu dire la nature de l'état général qui a commandé la série des affections locales qu'elle peut développer. Nous disons qu'effectivement, dans un très grand nombre de cas, le siége de la maladie importe infiniment moins à déterminer qu'il n'importe de déterminer la nature de l'affection de l'état morbide qui a précédé l'affection locale qui marche avec elle, et peut la reproduire tout entière. En thérapeutique, la phrase de Bichat n'a pas une valeur plus absolue. On peut traiter une maladie en ignorant le siége du mal ; exemple, la fièvre intermittente.

Ne croyez pas cependant qu'il faille négliger les études anatomiques. Pendant vingt ans, nous avons mis en rapport les symptômes et les lésions, mais nous avons vu que cette branche n'était pas à elle seule toute la médecine, que l'on pouvait l'étudier autrement que de cette manière. L'anatomie pathologique est un bel instrument, mais ce n'est pas tout.

### VII — Du langage de la science.

Toutes les fois qu'on se sert d'un mot, à l'aide duquel on veut donner au fait que ce mot représente la valeur, ou la signification de cause d'un certain nombre d'autres faits, il est très important de se faire d'abord cette question : ce mot, a-t-il été parfaitement défini? S'il n'en a pas été ainsi, ce mot peut devenir la source de logomachies misérables. Combien n'y a-t-il pas de mots qui, faute d'une bonne définition, ont embarrassé et embarrassent encore la science ! Dans un grand nombre de cas, on a défini par un mot la nature d'une lésion, procédé vicieux, car ce qui est aujourd'hui la nature d'une lésion, ne le sera peut-être plus demain. On a souvent aussi défini un fait par un mot qui indique les caractères fondamentaux de ce fait. L'inflammation, par exemple, a reçu ces deux ordres de définitions : on l'a défini, tantôt par sa nature, tantôt par ses caractères fondamentaux. Nonobstant toutes ces définitions, nous ne savons pas encore ce que c'est que l'inflammation ; nous ne connaissons pas sa nature.

Un principe important à poser en matière de définitions, c'est de n'employer jamais que des termes connus ou déjà expliqués. Ainsi, l'irritation a été définie : une augmentation de l'excitabilité ; il faudrait avoir expliqué ce que c'est que l'excitabilité, et assurément nous n'en sommes pas là.

Il serait bien nécessaire aussi de n'employer que des mots qui aient pour tout le monde la même signification. Voyez, par exemple, ce qui arrive pour ces mots : *fièvre typhoïde* : Pour les uns, ils signifient lésion des follicules intestinaux ; pour les autres, inflammation intestinale ; pour ceux-ci, c'est de l'ataxie ; pour ceux-là, de l'adynamie ; il y en a pour qui c'est en même temps de l'ataxie et de l'adynamie ; il y en a, enfin, pour qui c'est de la putridité.

Il importe que les mots ne soient pas éloignés de leur signification vulgairement reçue. Souvent, on a commis à cet égard de grandes fautes. Quelques auteurs ne se font aucun scrupule de donner à un mot une autre signification que la signification vulgaire. Il n'y a que les maîtres qui puissent se permettre ces licences, et les maîtres même ont été souvent en faute sur ce point. Laënnec s'est singulièrement trompé en créant l'expression d'*emphysème pulmonaire*. Quels embarras ces mots n'ont-ils pas occasionnés ! Dans le langage ordinaire, emphysème signifie infiltration du tissu cellulaire par l'air; cherchez cela dans le poumon.

Les mots anciens ne doivent pas être légèrement remplacés par des mots nouveaux. Ce n'est que dans très peu de cas, et dans les conditions d'une absolue nécessité, que des mots nouveaux doivent être introduits dans la science. Comme ces mots ne représentent, en général, que l'idée de l'auteur qui les emploie, il arrive bientôt que de nouvelles idées changent ou modifient entièrement le sens de ces mots. Il faut, à cet égard, avoir présente à l'esprit cette maxime d'un grand maître : *Usitatis verbis tutiùs utimur, nova non sine quodam periculo fingimus; nam si recepta sunt, modicam laudem afferunt, repudiata etiam in jocos abeunt.*

Les maladies sont dénommées de différentes manières; mais les mots n'étant que l'expression des faits, et les faits ne nous étant pas connus sous toutes leurs faces, qui oserait dénommer les maladies d'après leur nature, cette nature intime nous étant inconnue? Qui oserait encore les dénommer d'après la nature des lésions? car il importe de le remarquer ici, nature de la maladie, et nature des lésions, sont deux choses essentiellement différentes. *Tubercules pulmonaires*, voilà une expression qui indique la nature d'une lésion, mais elle n'indique nullement la nature de la maladie. Tantôt, c'est selon leur siége qu'on dénomme les maladies; tantôt d'après leurs symptômes, et cette méthode est souvent excellente.

Les doctrines ont sur les mots beaucoup d'influence. En chimie ; quel mot a paru plus séduisant, plus parfait que le mot oxygène, générateur des acides ? Ce mot n'exprimait-il pas un tout? Depuis lors, cependant, la science a marché, on a reconnu que des corps, autres que l'oxygène, formaient aussi des acides, et voila que, dans la signification étymologique, ce mot n'a plus aucune valeur. Il faut le garder cependant comme on garderait X, comme un mot de convention. Nous ne croyons pas possible d'établir pour la science un langage uniforme. Il faut dénommer les maladies, tantôt par leur siége, tantôt par leur nature, tantôt par leurs symptômes. Il est d'ailleurs des états morbides qui ne peuvent pas être nommés, parce qu'ils n'ont pas été bien définis, et il est certain que, lorsque les maladies n'ont pas reçu de nom, elles passent souvent inaperçues au lit des malades. Il est beaucoup de maladies du système nerveux qui ne peuvent rentrer dans aucun cadre de maladies précises; aussi frappent-elles moins l'attention et laissent-elles sur l'observateur des traces plus fugitives. Cela est remarquable pour l'estomac. On connaît pour cet organe six maladies différentes : savoir, la gastrite, la gastralgie, l'embarras gastrique, la gastrorrhagie, la gastrorrhée, le cancer de l'estomac ; il y a certainement beaucoup d'autres maladies de l'estomac que les six que nous venons d'énumérer, mais comme elles ne rentrent pas dans celles qui nous sont connues, elles nous échappent.

### VIII. — Plan d'un Traité ou d'un Cours de pathologie et de thérapeutique générales.

Avant de terminer ces considérations générales, il nous a paru utile de présenter le plan que nous nous proposons de suivre dans cet ouvrage ; nous allons le faire avec quelques détails, bien convaincu que, tout aride que soit une telle énumération, il est intéressant de savoir d'où l'on part et où l'on va.

Notre premier soin sera de nous informer de ce qu'on doit entendre par *maladie*, ce que c'est que la maladie, chose moins facile qu'on ne le pense. Nous verrons que la définition de la maladie dérive des doctrines, des théories et des systèmes.

La définition de la maladie étant donnée, une autre question se présente, comment se constitue une maladie? Quels sont les élémens qui entrent dans la constitution de l'état particulier qu'on appelle maladie?

Quand on observe cet ensemble de phénomènes qui fondent ce qu'on appelle une maladie, on trouve que ces phénomènes se divisent en deux sortes qui sont les élémens de la maladie. Les uns consistent dans des altérations matérielles que nous pouvons apprécier par divers moyens, les autres sont des altérations de l'état dynamique, ces deux genres d'altérations pouvant être plus ou moins liés entre eux. Reprenons chacun de ces deux ordres :

1° *Altérations de l'état matériel.* On recherche et on constate les altérations matérielles à l'aide de quatre moyens :

1° *L'anatomie* qui dans ses différentes branches offre des ressources importantes. D'abord l'anatomie saine qui peut présenter quelques moyens d'investigation; puis l'anatomie pathologique, source féconde de lumières; l'anatomie de développement; enfin l'anatomie comparée, qui peuvent fournir quelques données précieuses;

2° *Les vivisections* ;

3° *Les recherches microscopiques* ;

4° *Les recherches chimiques*.

Il importe de remarquer dès à présent qu'à l'aide de ces moyens on ne remonte nullement à la cause première des altérations; ce n'est ni par les uns ni par les autres que nous en saurons le dernier mot, ils nous aident seulement à les constater, à les découvrir, et découvrir des altérations ce n'est pas en découvrir l'étiologie. On reste dans le domaine de l'observation des faits.

Ces altérations de l'état matériel sont tellement nombreuses qu'il est indispensable d'établir parmi elles de grandes divisions. Longtemps les altérations matérielles n'ont été cherchées que dans les solides; aujourd'hui on les recherche dans les solides et dans les liquides. Il nous semble que l'on peut encore remonter plus haut. Du reste, dans le tableau que nous allons présenter des altérations matérielles, il nous sera souvent impossible d'indiquer autre chose que *la classe*, les *genres* qui rentrent dans quelques unes de ces classes étant encore imparfaitement connus.

Le corps est composé de principes inorganiques, ou principes médiats; nous rechercherons jusqu'à quel point ils sont susceptibles d'altérations. Ainsi nous formerons une :

1re CLASSE, contenant les altérations des *principes inorganiques*, ou *médiats*, qui peuvent être solides, liquides ou gazeux.

Ces principes médiats, en se combinant de différentes façons, donnent naissance à des principes organiques que les chimistes appellent *principes immédiats*, la fibrine, par exemple, etc. Donc,

2e CLASSE, altérations des *principes immédiats*.

3e CLASSE, altérations *des liquides*.

Ces liquides sont très nombreux, et on n'épuise pas cette étude après avoir étudié l'altération du sang seulement, elle doit embrasser tous les liquides de l'économie et les diviser en plusieurs sections :

1° Les liquides qui forment le sang ; les altérations du sang, en effet, peuvent se déduire d'une altération que ces liquides auront pu éprouver, c'est-à-dire des altérations du chyme et du chyle. Dans cette classe, il faut étudier A, les altérations du chyme ; B, les altérations du chyle ; C, les altérations du sang, et, comme annexe, D, les altérations de la lymphe.

2° Les altérations des liquides que le sang fournit. Ces liquides sont tous les liquides des sécrétions, divisées en trois classes ; A, liquides des sécrétions perspiratoires ; B, des sécrétions folliculaires ; C, des sécrétions glandulaires.

Tous ces liquides, altérés par la maladie, existent à l'état normal, mais dans l'état morbide, il se présente des liquides différens, des liquides créés de toutes pièces, d'où une autre section qui comprend :

3° L'étude des liquides créés dans l'état morbide. L'étude de ces liquides créés dans l'état pathologique, et sans analogues dans l'état sain, doit être faite avec soin ; dans cette division se range l'étude du pus, par exemple.

Il est généralement admis et reconnu que le pus ne se forme qu'à la condition que certains solides auront été enflammés ; néanmoins, il n'est pas absolument certain qu'il en soit toujours ainsi, et nous plaçant dans l'avenir de la science nous croyons devoir placer l'histoire du pus hors de l'histoire de l'inflammation, ce qui ne nous empêchera pas en parlant du pus de constater le rôle que joue l'inflammation dans sa production. Nous pensons qu'il est des liquides qui peuvent être parfaitement étudiés dans leurs altérations indépendamment de l'altération des solides dans lesquels il circulent. Ainsi, dans un grand nombre de cas, les altérations de l'urine n'ont rien à faire avec les altérations de l'organe qui la sécrète, le rein n'est plus que l'intermédiaire entre le sang et l'urine, et on peut parfaitement les séparer par la pensée. Saturez un individu d'azote au moyen d'alimens fortement azotés, le sang s'altérera, il se formera dans la vessie de l'acide urique, d'où la gravelle. Ce n'est pas dans les reins qu'il faut alors chercher l'altération, mais bien dans le sang. En modifiant la nourriture des animaux, on modifie la bile, le foie restant cependant à l'état normal.

Il faut reconnaître néanmoins qu'un grand nombre d'altérations des liquides ne se développent que dans certaines altérations des solides.

4e CLASSE, *altérations des solides*, pouvant siéger 1° sur les tissus élémentaires, 2° sur les organes.

Dans autant de sections séparées nous traiterons d'abord des *altérations congéniales* qui déterminent des modifications dans la forme, le volume, le nombre, la situation, les rapports; des *altérations acquises*, qui sont nombreuses, congestions sanguines, anémies, hémorrhagies, phlegmasies, etc.; des *transformations*; *des produits accidentels* avec ou sans analogue; de la *mort partielle* ou de la *gangrène*. Pour justifier cette dernière division, nous croyons devoir dire qu'on ne comprend que fort peu l'étude de la gangrène, lorsqu'on la met en quelques pages à la queue des inflammations. S'il y a des gangrènes qui se lient aux désordres de l'inflammation, il y en a d'autres qui se produisent sans qu'il s'en soit développé, et d'autres ne trouvent pas leur cause dans cette inflammation préexistante. Pourquoi, dans la pustule maligne, y a-t-il inflammation nécessairement terminée par gangrène? C'est qu'il y a là un effet spécial produit par une cause spéciale. Nous ne doutons pas, pour notre compte, que parmi les altérations des solides que nous passerons en revue, il n'y en ait d'autres que la gangrène qui puissent être liées à des altérations du sang. Ainsi nous placerons parmi les altérations des solides l'hémorrhagie; eh bien, s'il est vrai que dans un grand nombre de cas les hémorrhagies soient liées à des altérations des solides, il en est d'autres aussi où elles le sont à des altérations du sang, ainsi sont les hémorrhagies scorbutiques. Nous croyons que dans l'état actuel de nos connaissances, un grand nombre des altérations des solides ne sont que des effets et doivent être envisagées comme une altération du sang. Mais cette altération même du sang remonte à l'altération même de ses principes élémentaires, chyme et chyle, tant il est vrai que dans l'organisme tout se tient, se lie, s'enchaîne et qu'il est bien difficile de rien séparer.

Cependant, le cercle entier de la maladie n'a pas été parcouru dans les classes diverses que nous venons de poser; toutes ces altérations qu'elles renferment, ces élémens de la maladie, c'est par le cadavre que nous les constatons, c'est le cadavre qui les donne. Cependant, avant que le sujet fut mort et sous l'influence de la vie, tous les phénomènes nombreux qui se passent au sein des êtres organisés, dont l'ensemble et la régularité constituent l'état physiologique, dont l'accomplissement anormal forme de grands élémens de la maladie, tous ces phénomènes se passaient en lui et ne peuvent pas absolument être négligés dans l'étude de l'homme malade. De là, la nécessité de l'introduction d'une:

5e CLASSE, *altérations de l'état dynamique*, c'est-à-dire de l'organisation en action, de l'ensemble des actes ou des phénomènes qui s'accomplissent au sein des corps vivans.

Ces actes, nous l'avons déjà dit, sont des actes composés. En effet, dans les corps organisés vivans, il y a deux sortes de matière, organique et inorganique, deux sortes de phénomènes, physiques et vitaux. Dans l'état pathologique, l'attention ne doit-elle être portée que sur l'un ou l'autre de ces deux ordres de phénomènes? Non, assurément, sans quoi la pathologie est incomplète. Les phénomènes physiques sont très nombreux, et leur étude extrêmement curieuse, malheureusement, elle est bien peu avancée. Le médecin qui voudrait sérieusement connaître cette branche de la science n'aurait rien moins à faire qu'à prendre un bon ouvrage de physique, prendre une à une toutes les propriétés dont il est parlé dans cet ouvrage, et étudier le rôle qu'elles jouent dans l'être organisé vivant.

Quant aux phénomènes chimiques, ils sont tout aussi nombreux. Broussais avait parlé d'*une chimie vivante*, et c'est là une admirable expression. Il se fait dans le laboratoire vivant des combinaisons opérées sous l'influence de cette force appelée la vie, mais il s'en produit aussi d'analogues à celles qui se passent dans le creuset du chimiste.

Enfin, il y a les phénomènes vitaux qui dérivent eux d'une force spéciale, de la force vitale. La matière organique n'est que le support des actes vitaux, la condition nécessaire à leur manifestation, c'est la vie. La vie! phénomène mystérieux et inconnu qui ne se traduit à nous que par ses effets! La vie qu'on ne peut comprendre autrement qu'en l'appelant un fait, comme on appelle fait la gravitation.

C'est une étude grave que celle des phénomènes vitaux dans l'état sain ou dans l'état morbide. Nous établissons trois sections dans ces phénomènes.

1° Phénomènes vitaux qui ne reconnaissent d'autre condition de leur production que le seul fait de l'existence d'une matière organisée et vivante. Quelque soit l'arrangement de celle-ci, il n'y a pas besoin d'estomac, de glandes, ni d'autres organes; il y a matière organisée et vivante, cela suffit. Les phénomènes de cette section sont au nombre de deux: *la plasticité et l'excitabilité.*

2° Phénomènes vitaux qui n'ont pas encore besoin pour leur production d'un certain arrangement de la matière organisée, mais qui, comme la plasticité et l'excitabilité, ne se présentent *peut-être* pas dans toute la série des êtres organisés. Dans cette section se range *la caloricité.*

La plasticité et l'excitabilité sont séparées du monde inorganique par un abîme. Pouvons-nous être aussi tranchant pour la caloricité? Qui ignore par combien de théories les physiciens et les chimistes ont voulu expliquer la température des corps vivans! Quelquefois on a cru avoir touché la solution de la question. Il n'est pas impossible que l'on parvienne à démontrer que ce grand phénomène rentre simplement dans les lois physiques ou chimiques, mais, jusqu'alors, il faut le reconnaître, ce n'a pas été fait, et tout en n'imposant aucune limite aux recherches extérieures, nous devons encore ranger la caloricité au nombre des propriétés vitales.

3° Phénomènes vitaux qui se localisent et s'attachent à certains arrangemens de la matière organisée. Ils se créent des instrumens à l'aide desquels certains actes se montrent et s'accomplissent, et si ces organes n'y sont pas, les actes n'ont pas lieu, ce qui n'empêche pas que ces actes eux-mêmes ne soient sous la dépendances de l'organisme tout entier. La force, de quelle nature qu'elle soit, qui fait que l'aliment se transforme en chyme, puis en chyle, ne peut se développer qu'à la condition qu'il y aura un estomac. Mais l'estomac lui-même est sous l'influence de l'organisme tout entier. C'est avec beaucoup de sens et de raison qu'on a dit: l'économie digère par l'estomac.

Sous ces trois divisions peuvent se ranger tous les phénomènes vitaux, c'est-à-dire les propriétés qui ne sont que les causes générales d'où dérivent les phénomènes. Ces propriétés peuvent être exprimées par les mots suivans : 1° *excitabilité*, 2° *sensibilité*, 3° *tonicité*, propriété à laquelle nous rapportons tous les mouvemens qui se passent dans la trame organique; c'est de la tonicité que résulte ce que l'on appelle *le spasme*, 4° l'*expansibilité*, propriété qui joue un grand rôle dans l'état pathologique; beaucoup de faits ne peuvent trouver leur explication qu'à la condition d'admettre cette propriété, 5° la *contractilité*, 6° la *plasticité*, qui est la force qui préside aux phénomènes de tranformation et d'assimilation, 7° la *sécrétivité* comme résumant tous les phénomènes des sécrétions, 8° enfin la *caloricité*. Nous croyons que voilà les huit grandes propriétés qu'il faut reconnaître dans les corps organisés vivans. Chacun de ces mots n'est que l'expression d'un résultat d'une série de phénomènes; en prononçant chacun d'eux, nous voulons simplement dire que la matière est excitable, sensible, expansible, douée de mouvemens dans la profondeur des tissus, etc. En d'autres termes, c'est employer une expression générique pour chaque série de phénomènes, et se représenter chaque série de phénomènes differens par des mots differens. Il est très important, pour la pathologie, d'admettre ces propriétés, car il y a telle de ces propriétés qui ne se révèle à nous que dans l'état de maladie.

Voilà les propriétés que l'on peut appeler phénomènes vitaux, élémentaires ou généraux; ils sont généraux en ce sens qu'ils se passent dans tous les endroits où il y a de la matière organisée, excepté deux, la sensibilité et la contractibilité. Ces phénomènes peuvent se combiner, se développer simultanément de manière à donner naissance à d'autres phénomènes plus composés. En devenant plus composés, ils ne peuvent se montrer que là où existent des dispositions spéciales de l'organisme, là où la matière s'arrange en organes ou instrumens. Ces phénomènes vitaux composés, sont les phénomènes vitaux spéciaux, c'est-à-dire plus simplement des *fonctions*.

Dans la considération des altérations de l'état dynamique, il est indispensable de passer en revue le rôle que peuvent jouer dans les maladies, les phénomènes vitaux élémentaires ou généraux, et les phénomènes composés ou spéciaux, ou les fonctions. Et ce n'est pas encore tout, là ne se termine pas l'étude physiologique ou pathologique de l'état dynamique. La vie se traduit dans les corps organisés par un certain nombre de phénomènes qui supposent l'existence de certaines forces, que nous considérons comme les propriétés vitales. Ces phénomènes vitaux, généraux ou spéciaux, ne s'accomplissent pas toujours de la même manière; leur intensité, et leur régularité sont variables, et de cette variabilité dérivent des états tout particuliers à la maladie. De cette variabilité, tantôt en plus, tantôt en moins, résulte aussi la présence d'une moyenne dans l'intensité et la régularité, moyenne qui devrait représenter l'état physiologique, pour ces phénomènes vitaux, l'état de santé, en un mot. Eh bien! chose singulière! dans les désordres même quelquefois les plus graves de l'économie, en faisant abstraction de ce qui est dérangé, de ce qui est malade, on voit tous les autres phénomènes vitaux conserver leur moyenne d'intensité et leur moyenne de régularité. Au milieu du trouble de certains actes, vous verrez certains autres s'exécuter avec calme et régularité, c'est l'ordre au milieu du désordre. Mais il n'en est pas toujours ainsi; la moyenne est souvent détruite et l'intensité des phénomènes vitaux devient

6

plus considérable, la régularité se trouble. Alors vient se dérouler une série de phénomènes pathologiques remarquables. Toutes les manifestations de la vie prendront une exagération marquée, toutes les fonctions seront plus actives, tous les organes vivront d'une manière plus large. Le sang sera plus riche, les battemens du cœur plus énergiques, les sécrétions plus abondantes ou plus chargées de quelques uns de leurs principes constituants; l'urine sera plus riche de matière animale; alors se développeront facilement des pléthores, des hémorrhagies partielles, en un mot, tous les états morbides qui supposent l'exagération de certaines fonctions de la vie. Tous ces phénomènes doivent être rapportés à un fait général, à ce que l'on appelle l'état d'*hypersthénie*. Le contraire de tout cela peut arriver, l'intensité et la régularité des phénomènes vitaux peuvent descendre et s'abaisser au-dessous de la moyenne, d'où un état opposé au précédent, état désigné sous le nom d'*asthénie*, mot dont l'exactitude n'est pas rigoureuse et qu'il vaudrait mieux remplacer par celui d'*hyposthénie*. A ces deux grands états sont liés beaucoup d'états morbides particuliers qui en sont les dérivés, les dépendances. Nous croyons possible de parvenir par l'observation à établir des lois qui régissent la production de ces deux états opposés. Il est d'autres circonstances dans lesquelles ce n'est plus l'intensité des phénomènes qui est troublée en plus ou en moins, mais bien leur régularité; ils n'apparaissent plus dans leur ordre de succession et de durée. Il faut encore un mot général pour exprimer ce fait général, nous prendrons celui d'*ataxie*. Nous le répétons, il est d'une grande importance de s'enquérir de la manière dont apparaissent ces phénomènes vitaux, de leur intensité, de leur régularité, de leur succession, de leur durée. Nous le croyons, la clé d'un grand nombre de phénomènes pathologiques est là. Toujours après avoir posé le phénomène local ou général d'une maladie, il faut que l'attention se porte sur l'état dans lequel se trouvent les phénomènes vitaux.

L'examen de l'état dynamique ne se borne pas encore là. Nous venons de considérer la vie dans chacun des points où elle manifeste sa puissance, mais tous ces points sont liés entre eux, car il y a unité dans le système vivant, et cette unité se traduit irrévocablement à nous par deux sortes de phénomènes. Il y a d'abord les *phénomènes sympathiques*. Nous ne sommes plus au temps où l'on s'imaginait que les phénomènes sympathiques résultaient des connexions nerveuses. La sympathie est un de ces faits primitifs inexplicables, devant lesquels nous nous arrêtons, au-delà desquels nous ne pouvons pas encore nous élever. La sympathie ne peut pas être autrement définie que par le fait lui-même, c'est-à-dire, ce fait en vertu duquel toutes les parties du corps vivant se correspondent. Ce n'est point le cadavre et l'étude des altérations matérielles qui nous instruirons sur ce point. Il y a ensuite les *phénomènes synergiques* en vertu desquels certaines parties entrent en connexion d'action pour l'accomplissement de certains phénomènes vitaux composés. La sympathie et la synergie s'exerçant dans l'état pathologique comme dans l'état physiologique doivent faire l'objet d'un examen spécial en pathologie.

La maladie se constitue donc de deux élémens, élément matériel, élément dynamique. Ces élémens bien déterminés et bien connus, le *siége* de la maladie ressort nécessairement de cette connaissance, d'où découle aussi ce principe que le siége de la maladie peut être très divers. Deux grandes divisions surgissent ici : les maladies *locales*, les maladies *générales*. Vainement a-t-on voulu exclure de la science les maladies générales, l'observation rigoureuse a forcé de les admettre. Il est très petit le nombre des maladies locales qui restent toujours absolument locales, la plupart tendent à se généraliser, à retentir ailleurs. Ce retentissement a lieu soit par des connexions sympathiques, soit par des connexions nerveuses, soit par des connexions de tissus, ces dernières s'opérant par continuité, ou bien, sur des points plus ou moins éloignés, mais présentant des tissus semblables. Ainsi, par exemple, la souffrance d'une portion de membrane synoviale retentit dans toutes les autres synoviales. Le sang est en quelque sorte l'intermédiaire de cette propagation de la maladie, et cela de beaucoup de manières, soit par modification dans sa composition, soit par obstacle à son cours, etc. Nous ne faisons ici que tracer un plan, sans rien développer.

Les maladies générales devront être divisées en deux classes, dans la première nous rangerons celles qui ont un siége appréciable, un point de départ ; dans la deuxième, celles auxquelles on ne peut assigner ni siége, ni durée.

Ces phénomènes morbides, quels que soient leurs élémens et leur siége, n'existent pas dans un seul moment ; ils ont un commencement, une durée, une fin, et tout cela doit être l'objet de nos études. Ici se présentera la question importante des maladies *continues*, et des maladies *intermittentes*. Quant à la *durée*, elle nous fournira l'occasion de considérations générales sur les maladies *aiguës* et *chroniques* ; la *terminaison* donnera lieu à l'examen de la question des *métastases*, et à celle bien plus difficile et plus complexe des causes de la mort.

Puis viendra la question importante des *causes* des maladies ou l'*étiologie*. Il y a des cas dans lesquels les maladies se développent spontanément, sans qu'on puisse en rapporter l'origine à aucune cause appréciable. Mais, existent, soit autour de l'homme, soit en lui-même, des causes productrices de la maladie. Ces causes viennent du monde extérieur ou du corps vivant lui-même ; de là, deux grandes divisions dans les causes des maladies : 1° causes *internes*, 2° causes *externes*. Pour leur étude, il s'agit de mettre l'homme en contact avec tous les agens physiques qui l'entourent, de rechercher les influences que l'air, la lumière, l'électricité peuvent exercer sur lui, celle des climats, des températures, questions importantes et laissées un peu dans le vague jusqu'ici ; les influences non moins grandes de l'état hygrométrique de l'air, celles des altérations dans la composition de ce fluide. Ici se placera l'histoire des miasmes, et l'influence des courans atmosphériques. L'influence des alimens et des boissons sera aussi étudiée dans cette section ; puis, nous aborderons l'étude des causes internes, dont la simple énumération nous entraînerait ici trop loin.

La maladie envisagée sous tous ces points de vue, nous aurons à l'étudier relativement au nombre d'individus qu'elle atteint ; tantôt, c'est un seul individu qu'elle frappe, tantôt un plus ou moins grand nombre, tantôt elle s'étend sur une localité, un pays plus ou moins grand, tantôt elle sévit sur un ou plusieurs continens ; de là, la division en maladies *sporadiques*, *endémiques* et *épidémiques*. A cette place se présenteront naturellement les questions des *constitutions médicales* et du *génie épidémique*, question sur lesquelles les anciens ont, on le sait, si vivement insisté, et qui nous semblent trop négligées de nos jours.

Mais, après avoir épuisé les sujets d'étude que nous venons d'énumérer, est-on apte à reconnaître une maladie? Non, assurément; il faut reprendre tous ces élémens, tous ces phénomènes et les convertir en *signe*, c'est-à-dire, faire le *diagnostic* de la maladie. C'est là aussi que nous placerons cette partie importante de la pathologie dont les développemens seraient compatibles avec les proportions d'un livre ou d'un cours tout entier.

Après avoir reconnu une maladie, on se demande quels seront ses phénomènes, sa durée, sa terminaison, son traitement? La connaissance de ces choses constitue le *pronostic*, dont l'étude suivra immédiatement ceux du diagnostic.

Puis viendra l'étude de la *nature* des maladies, étude immense et du plus haut intérêt que nous ne pourrons faire que l'histoire de la médecine à la main, qu'après un examen minutieux des divers systèmes qui se sont succédés dans notre science.

Il s'agira ensuite de coordonner, de classer les maladies diverses du corps humain, d'étudier les diverses classifications proposées jusqu'à ce jour, en un mot, de traiter de la *nosologie*.

Enfin, nous terminerons par l'étude de la *thérapeutique*, but final et suprême de nos recherches et de nos travaux, étude que nous ne pouvons rendre philosophique qu'en l'étayant de toutes les connaissances acquises sur les symptômes, les causes et la nature des maladies.

FIN DES PROLÉGOMÈNES.

# PREMIÈRE PARTIE.

## DES ALTÉRATIONS DE L'ÉTAT MATÉRIEL.

### CONSIDÉRATIONS PRÉLIMINAIRES SUR LA MALADIE.

En abordant spécialement le sujet de cet ouvrage, une première difficulté nous arrête ; c'est la définition de la maladie. Quoi qu'on en ait dit, les définitions nous semblent avoir dans les sciences une grande importance, et, pour ne pas sortir du sujet qui nous occupe, nous allons voir comment les définitions diverses données à la maladie, traduisaient fidèlement les opinions qu'on se formait à cet égard. Cet examen nous paraît nécessaire et nous allons le faire avec quelques détails.

Les définitions de la maladie sont excessivement nombreuses, les rapporter toutes serait impossible, et d'ailleurs inutile. Elles peuvent cependant se classer à peu près toutes dans ces deux ordres :

1° Définition d'après les phénomènes observables fournis par la maladie ;

2° Définition d'après la nature réelle ou supposée de la maladie.

Il est facile de comprendre combien, dans cette dernière classe, doivent être nombreuses les définitions, puisque chaque opinion, chaque doctrine, chaque système ont dû se faire une idée de la maladie.

Nous allons passer en revue chacun de ces deux ordres de définitions.

## § 1er. — *Définitions de la maladie d'après ses phénomènes.*

La plus simple des définitions de ce genre est celle qui est ainsi conçue : la maladie est le contraire de la santé. Mais cette définition est purement négative et beaucoup trop vague, elle n'apprend rien.

On a défini la maladie un état contre nature. Cette définition rentre dans la précédente. En la prenant dans sa simplicité, elle n'est pas rigoureusement exacte, car tout état contre nature n'est pas une maladie. Un homme peut avoir six doigts à une main, les dents mal rangées, etc. ; voilà des états contre nature, mais dira-t-on pour cela que cet homme est malade ? Pour qu'un état contre nature pût être réputé maladie, il serait nécessaire d'ajouter : il faut de plus que dans cet état contre nature, les actes qui sont compromis aient une grande influence pour que leur altération soit incompatible avec les actes nécessaires à l'entretien de la vie. Mais ce n'est pas tout, et la question est bien plus complexe. Il y a tel organe dont la disposition, à une certaine époque de la vie sera compatible avec l'accomplissement des actes nécessaires à la vie, tandis qu'à une autre époque, cette même disposition aura des suites fâcheuses. Par exemple, les poumons : chez le vieillard, les poumons se raréfient, c'est-à-dire que dans le même espace ils contiennent moins de molécules sous un même volume. Le poumon est emphysémateux chez le vieillard, et cette disposition n'est pas incompatible avec l'exercice des différentes fonctions. Placez ce poumon chez un adulte, et de suite la santé sera compromise. Ainsi, la même disposition peut être ou non compatible avec la santé. Nous pourrions en dire autant pour le cœur. Tel cœur volumineux pour un sujet, sera petit pour les différentes constitutions. Tel cœur qui à une époque de la vie sera compatible avec l'état de la santé, possédera plus tard des conditions inverses. Ainsi un jeune homme pubère a des battemens de cœur, de la dyspnée, en même temps un faible degré de développement des forces musculaires; tant que ces conditions d'augmentation de développement existent chez lui, les battemens du cœur persistent, il y a maladie, et souvent on peut penser qu'il y a hypertrophie du cœur; mais plus tard, voilà que le système musculaire de la vie de relation prend un autre développement, et toutes les parties se mettent en équilibre, à l'unisson pour ainsi dire avec le cœur.

Quand on a cherché à distinguer la santé de la maladie, on a considéré à la fois les parties constituantes du corps et les actes qui se passent dans le sein de ces parties. C'est de ce point de vue que plusieurs anciens, et Galien surtout, ont défini la maladie. Dans les volumineux ouvrages de Galien, la définition de la maladie n'est pas toujours donnée de la même manière. Il commence par établir comme condition nécessaire de la santé, l'intégrité des fonctions qui importent au maintien de la vie. Cela posé, il dit : que la maladie consiste dans une lésion de structure ou dans une lésion d'action. Cette définition pêche en tout sens. Il y a des cas dans lesquels il y a lésion de structure sans qu'il y ait nécessairement lésion d'action. Des brides celluleuses sont venues faire adhérer la plèvre costale et la plèvre pulmonaire, voilà une lésion de structure; pendant la vie, cependant, aucun symptôme ne la traduisait, les fonctions respiratoires n'ont pas été altérées. Il y avait là pourtant lésion de structure, et les brides et les adhérences ne sont pas plus l'état normal, que ne le sont les glandes de *Pacchioni* pour la dure-mère, glandes qui peuvent exister sans qu'aucun désordre fonctionnel en ait révélé l'existence. Il arrive fréquemment que des tubercules existent dans les poumons sans que le jeu de ces organes en soit troublé. Ce n'est pas tout : s'il y a certaines lésions de structure sans lésion d'action correspondante, il y a souvent lésion d'action sans lésion appréciable de structure.

La valeur de ces objections avait été pressentie par Galien, qui, dans un autre endroit de ses ouvrages, dit positivement : la maladie n'existe pas là où il y a seulement lésion de structure; il faut qu'il y ait en outre lésion d'action. C'est en définitive dans une lésion d'action que, dans ce passage, il fait consister la maladie.

Il est un mot souvent employé par Galien et qui mérite de nous arrêter, c'est le mot *affection*. Dans un de ses livres il donne, de la maladie, la définition suivante : La maladie est une certaine *affection* du corps qui en trouble les organes. Pour nous, qui sommes habitués à confondre les mots *affection* et *maladie*, cette phrase n'aurait pas de sens et pourrait sembler un pléonasme. Mais Galien était loin de leur assigner le même sens, et il importe de le savoir, car tous les ouvrages anciens et ceux qui ont été publiés jusqu'au XVIII$^{e}$ siècle ont adopté le sens que leur avait donné Galien.

Dans le langage de Galien le mot affection est la traduction du mot διαθησις que les hellénistes traduisent eux-mêmes par les mots *disposition*, *constitution*, dont nous avons fait, nous, le mot *diathèse*. Donc, pour Galien, διαθησις traduit par affection est tout état dans lequel peut se trouver le corps en santé comme en maladie; en un mot, c'est une manière d'être des corps. Les tempéramens lymphatique, sanguin, nerveux, etc., sont des *diathèses*. Telle est l'acception vierge du mot διαθησις De là suit que, pour Galien, la santé est une manière d'être comme la maladie, c'est une *affection* comme la maladie est une *affection*; seulement, l'une est l'affection selon la nature, tandis que l'autre est l'affection qui trouble son action. Ce langage de Galien a descendu les âges et est parvenu jusqu'à nous. Barthez et M. Lordat emploient ces expressions *affection morbide*, et ne croient pas faire un pléonasme. Dans le sens que M. Lordat a donné à ces expressions, elles représentent un état fort remarquable de l'économie dans lequel il n'y a pas maladie, pas de désordres, ni d'organisme ni d'action, et où l'on n'oserait pas dire cependant qu'il y a santé. Un homme a une fièvre intermittente; il jouit maintenant du libre exercice de toutes ses fonctions; mais demain il aura un accès qui l'emportera peut-être; est-il, dans l'intervalle de ces deux accès, est-il en santé ou en maladie? Dans le langage de Galien et de M. Lordat, cet homme a une *affection morbide*. Un sujet vient d'être infecté par la syphilis; quinze jours se passent et aucun symptôme n'a paru. Ce sujet est-il en état de santé pendant ces quinze jours? Galien et M. Lordat répondent : il est en proie à une affection morbide, une manière d'être qui recèle la maladie, sous l'influence de laquelle la maladie va se développer.

Cette manière d'être se traduit souvent à l'occasion de nombreuses circonstances, et l'affection morbide recèle souvent de véritables maladies. Ainsi un homme a une plaie, cette plaie va prendre le caractère scorbutique, dartreux, etc., si cet homme se trouve sous l'une ou l'autre de ces affections morbides. Toutes ces idées de Galien se trouvent développées dans ses nombreux ouvrages dont nous ne citerons que les suivans : *de differentiis morborum ; de sanitate tuenda*, c'est dans ce livre qu'il cherche à démontrer combien il est difficile de dire où finit la santé et où commence la maladie ; c'est là où il dit aussi qu'il faut ajouter à la notion de la santé, que ses phénomènes ont un but, tandis que les phénomènes de la maladie troublent le but ; dans le livre premier de son ouvrages intitulé : *Methodus medendi*, il est encore question de la distinction de l'affection et de la maladie ; dans ses *commentaires* sur *Hippocrate*, et dans le livre intitulé, *definitiones medicæ*, il s'occupe encore longuement de ce sujet.

L'école galénique, comme on vient de le voir, attachait une grande importance à la distinction des mots *affection* et *maladie* διαθησις et νοσος. Il est important aussi de savoir que les mots νοσος et παθος n'avaient pas dans cette école la même signification que nous leur donnons aujourd'hui. Dans le langage de Galien, παθος veut dire tout ce que le corps ressent, c'est le synonyme du mot *passion*. Ce mot n'est pas généralement appliqué à la signification de maladie par les auteurs grecs ; ainsi *patho-*

*logie*, pour eux, devait dire, histoire des phénomènes, des sensations, développés par la maladies, et *nosologie*, qui n'est, pour nous, que la classification des maladies, serait, pour eux, tout ce que nous comprenons sous le nom de pathologie. Ce mot νοσημα de Galien, est pour la maladie ce que le mot διαθησις est pour la santé. Ces explications ne manquent pas d'un certain intérêt, parce qu'elles représentent des idées qui ont traversé les siècles et qu'on retrouve jusque dans quelques ouvrages modernes.

Les définitions basées sur les phénomènes que présente la maladie peuvent être rangées en plusieurs classes. Dans une première classe, on ne fait entrer qu'un seul élément de ces phénomènes dans la définition, savoir, le trouble d'action; Sylvius de le Boë définit ainsi la maladie: *morbus est constitutio præter naturalis*, (c'est-à-dire, l'affection morbide), *seu fonctio læsa*. Broussais a défini la maladie d'après la seule considération des troubles de fonctions: la maladie, dit-il, résulte de l'irrégularité des fonctions. C'est, en racourci, la définition de Brown: L'exercice pénible, difficile ou irrégulier de toutes les fonctions ou de quelques-unes d'entre elles, constitue la maladie, disait-il. Voilà des définitions qui n'ont égard qu'au trouble de l'action.

Dans une deuxième classe, ce n'est plus le trouble d'action dont on tient compte, mais bien des désordres matériels qu'on suppose exister toujours dans l'état de la maladie. Ainsi, on a défini la maladie tout changement survenu dans l'état matériel du corps vivant. Cette définition est tout à fait mauvaise: combien de cas où des changemens matériels ne produisent pas la maladie!

Dans une troisième classe, enfin, on prend en considération les troubles d'action et les troubles de leurs instrumens. Boerrhaave a défini ainsi la maladie : toute condition du corps humain qui trouble les actions vitales, les actions minérales et les actions animales. Cette définition avait été pour ainsi dire devinée par Gaubius, qui avait défini la maladie : l'état du corps humain vivant dans lequel il ne peut exercer, suivant les lois de la santé, les choses qui lui sont propres. Gaubius en se servant du mot état ne fait absolument que copier Galien.

Reil a donné de la maladie la définition que voici : c'est, dit-il, un acte particulier fondé sur l'organisation, que des circonstances isolées sollicitent à convertir ses actions ordinaires en d'autres anormales.

La plupart des auteurs modernes ont oscillé de l'une à l'autre de ces définitions de la troisième classe. Celle qui nous semble les résumer toutes, est celle donnée par M. Chomel, que voici : une altération notable survenue, soit dans la position ou la structure des parties, soit dans l'exercice d'une ou plusieurs fonctions, relativement à la santé habituelle de l'individu.

Dans la dernière édition de la *Pathologie générale*, que M. Chomel vient de faire paraître, ce médecin a modifié beaucoup cette définition. Voici ce qu'il dit à cet égard :

« Une définition devant être courte, nous croyons devoir retrancher ce qui a trait aux changemens de positions des organes, parce que ce changement ne peut s'opérer sans altération dans la structure des parties. Une hernie n'a lieu que par suite d'un changement survenu dans les parois des cavités splanchniques ; une luxation, que par la rupture ou quelque autre altération des parties qui forment l'articulation. Nous supprimerons également les derniers mots de la définition *relativement à la santé habituelle de l'individu*, parce que le simple bon sens indique cette condition, qui d'ailleurs trouve mieux sa place dans les considérations qui précèdent la définition, parce qu'elle y est présentée avec les développemens nécessaires. J'ai cru enfin devoir remplacer par un autre le mot *structure*, qui ne s'applique pas assez évidemment dans le langage usuel, soit aux changemens qui surviennent dans la composition et la quantité des fluides, soit même aux *changemens de volume* des parties solides, qui ne sont pas accompagnés en même temps d'altération évidente dans les tissus. En conséquence, dans l'impossibilité où nous sommes de définir la maladie d'après son essence, et d'en trouver une idée exacte ailleurs que dans les phénomènes qui la révèlent, nous définissons la maladie : un désordre notable survenu, soit dans la disposition matérielle des parties constituantes des corps vivans, soit dans l'exercice des fonctions » (1).

Comme on le voit, toutes ces définitions rentrent à peu près les unes dans les autres. Pour l'intelligence de la littérature médicale, il n'est pas indifférent de les connaître. Nous ne saurions être absolument de l'avis de Galien, qui, après avoir longuement disserté sur les définitions que l'on avait données jusqu'à lui, avance que le bon traitement des maladies dépend des idées que l'on se fait, non des mots, mais des choses. Les choses cependant sont représentées par des mots, et si les mots ne sont pas compris, les choses ne le sont pas non plus.

Ainsi a été définie la maladie depuis Galien jusqu'à

(1) *Élémens de Pathologie géné. p.* 15.

nos jours, lorsqu'on n'a cherché la définition que dans les phénomènes qu'elle présente.

Voyons maintenant les définitions prises dans la nature même de la maladie.

## § II. — *Définition de la maladie suivant sa nature.*

Les trois grands systèmes qui ont dominé la médecine et qui, de siècle en siècle, se sont disputé la prééminence, ont tour à tour donné leur définition de la maladie. Nous possédons les définitions données par le solidisme, par l'humorisme et par le vitalisme dans toutes ses nuances.

Quant au solidisme, sa définition remonte à une époque très reculée. Un médecin fort célèbre, dont tous les travaux se sont perdus sans arriver jusqu'à nous, Asclépiade, a donné de la maladie la définition suivante, que nous a transmise Cælius Aurelianus : la maladie, disait-il, est un état contre nature produit par le mouvement irrégulier des atômes.

Nous n'indiquerons qu'en passant une autre définition donnée par une secte solidiste ; pour Themison, la maladie était constituée par une trop grande tension ou un trop grand relâchement des solides. C'est encore Cælius Aurélianus qui nous a transmis cette définition (1).

La définition la plus ancienne donnée par l'humorisme remonte à la collection hippocratique. Dans le livre intitulé *De naturâ hominis*, on définit la maladie un état particulier du corps qui résulte de la surabondance des humeurs du corps, ou enfin d'un changement dans la proportion de ces humeurs.

Cette définition présente son côté de vérité, et quel-

(1) Cœl. Aurel. *De morbis acutis*. libr. cap. 14.

www.ingramcontent.com/pod-product-compliance
Ingram Content Group UK Ltd.
Pitfield, Milton Keynes, MK11 3LW, UK
UKHW012239240726
13966UKWH00003B/1159

9 782011 945938